DIETA CETOGÊNICA

COMO AUMENTAR SUA SAÚDE, LONGEVIDADE, PRODUTIVIDADE E BEM-ESTAR

Caio Fleury

DIETA CETOGÊNICA

COMO AUMENTAR SUA SAÚDE, LONGEVIDADE, PRODUTIVIDADE E BEM-ESTAR

© 2022 - Caio Fleury
Direitos em língua portuguesa para o Brasil:
Matrix Editora
www.matrixeditora.com.br
/MatrixEditora | @matrixeditora | /matrixeditora

Diretor editorial
Paulo Tadeu

Assistente editorial
Guilherme Vieira

Projeto gráfico e diagramação
Patricia Delgado da Costa

Revisão
Cida Medeiros

Esta é uma obra de divulgação em saúde e bem-estar e não substitui a consulta, o acompanhamento e as recomendações de profissionais especializados.

CIP-BRASIL - CATALOGAÇÃO NA PUBLICAÇÃO
SINDICATO NACIONAL DOS EDITORES DE LIVROS, RJ

Fleury, Caio

Dieta cetogênica / Caio Fleury. - 1. ed. - São Paulo: Matrix, 2022.
240 p.; 23 cm.

ISBN 978-65-5616-223-2

1. Dieta de emagrecimento. 2. Dietoterapia. 3. Dieta cetogênica. I. Título.

22-76895   CDD: 613.2833
                                          CDU: 613.288

Meri Gleice Rodrigues de Souza - Bibliotecária - CRB-7/6439

Agradecimentos

Foram muitas pessoas especiais que contribuíram para a publicação deste livro, incluindo os fãs com seus *feedbacks* e o trabalho de médicos, pesquisadores, nutricionistas e cientistas do ramo.

Para começar, gostaria de agradecer à minha família e a meus seguidores, que contribuíram para minha inspiração na apresentação do conteúdo diário que produzo para meus livros, *podcast* e canal do YouTube. Este livro é dedicado a todos que se beneficiarão utilizando a dieta e as práticas de vida aqui descritas.

E gostaria de agradecer também a todos que difundiram a boa ciência da nutrição para o mundo. Em especial, o trabalho dos ilustres Mark Sisson, Ben Greenfield, Dave Asprey, dr. Paul Saladino e muitos outros que alcançaram um novo patamar de excelência na investigação da ciência da otimização da saúde humana e divulgação dessas informações valiosas.

SUMÁRIO

Introdução..9
A dieta cetogênica e sua importância.......................................13
Como começar a dieta..23
Mais que uma dieta, um estilo de vida.....................................31
A importância da atividade física..43
Por que seguir a dieta cetogênica e o estilo de vida ancestral?....53
O que é e o que não é permitido...59
Como otimizar a perda de peso com a dieta cetogênica...........65
Como perder peso e ter barriga tanquinho..............................77
Como seguir a dieta cetogênica: transição passo a passo........85
Transição passo a passo..89
Jejum intermitente e dieta cetogênica.....................................97
Jejum intermitente *versus* restrição calórica.........................105
Dieta alta em gordura sempre vence......................................115
Barriga de trigo e a resistência à insulina...............................121
Como desintoxicar seu organismo..129
Mais informações para uma desintoxicação completa..........145
Os incríveis benefícios da sauna: além da desintoxicação.....153
Os incríveis benefícios do sol..159
Reconectando-se com a natureza...167
Terapia infravermelha (fotobiomodulação)............................175
Efeito do cacau e seus polifenóis na saúde humana..............187
10 benefícios da espirulina e da *chlorella* (algas).................195
Relaxe: como controlar o cortisol, o hormônio do estresse....203
A poderosa vitamina C para o sistema imune........................215
Sessão bônus...219
Notas...225
Referências..229

Introdução

Meu trabalho surgiu como uma forma de trazer informações sobre alimentação e o estilo de vida ancestral para o Brasil. Desde que descobri os benefícios desse conjunto de práticas saudáveis, desejei que mais pessoas pudessem ter acesso a essas informações preciosas. Infelizmente, a maioria das publicações científicas está em inglês, dificultando a compreensão por parte dos brasileiros.

É por meio de mudanças na alimentação que transformações profundas em sua vida e em seu corpo ocorrem. Por isso, trago aos leitores informações sólidas sobre o tema, sempre incluindo referências científicas, uma vez que dietas sem respaldo da ciência podem ser prejudiciais à saúde e infelizmente a desinformação está presente na mídia, principalmente na internet.

Muito dessa desinformação é decorrente de hipóteses e teorias infundadas, como a teoria lipídica (hipótese sobre o colesterol nunca comprovada). Portanto, este e meus outros livros foram escritos para criar uma ponte firme e sustentável entre a ciência da nutrição e o público brasileiro.

Abordei o tema neste livro de maneira prática, para que todos os conceitos sejam não apenas entendidos, mas que sobretudo se encaixem no dia a dia das pessoas de forma fácil e natural.

Um pouco sobre a minha história

Minha história de sucesso com a dieta é um pouco diferente da experiência da maioria das pessoas, pois eu já era consideravelmente saudável e magro. Mas, independentemente disso, com a dieta, uma série de mudanças positivas em minha saúde metabólica e geral foi alcançada.

A grande surpresa veio com a melhora de minha saúde em geral, como o aumento dos níveis de energia física e cognitiva, foco, concentração e performance pessoal. Mais além, houve grande melhora nos meus níveis de inflamação e imunidade, com redução na frequência de gripes, resfriados e tosse. Por fim, problemas gastrointestinais, como gases, diarreias e intestino solto demais se tornaram raros.

Com certa frequência, realizo exames de sangue para monitorar mais concretamente a minha saúde metabólica e os fatores de risco de desenvolvimento de doenças. Da mesma forma, espero encorajar você a fazer o mesmo, sabendo exatamente a faixa de referência para colocar seus marcadores de saúde de maneira mais precisa, o que, infelizmente, não é orientado com precisão pelas faixas de referência dos laudos dos exames e muito menos pela maioria dos médicos.

Hábitos associados a um estilo de vida saudável, como a alimentação baseada em princípios evolucionários, a atividade física e o descanso reduzem drasticamente esse risco. No entanto, exames de sangue nos fornecem uma imagem mais concreta dele, de modo que possamos relacionar os números aos parâmetros de saúde que os estudos indicam como ótimos para a saúde e, quando necessário, fazer as alterações pertinentes.

A sua jornada está apenas começando. Use este livro como um guia para melhorar sua saúde de forma garantida e condicione sua mente para o sucesso na dieta ao longo dos anos, sempre buscando se informar e melhorar seu entendimento sobre alimentação e saúde. Isso você pode alcançar por meio de leituras e aulas. Muitas dessas informações você encontrará não só neste e em meus outros livros, como no meu *podcast* e canal do YouTube chamado *Dieta low-carb com Caio Fleury*.

Comecei a seguir a dieta ancestral em 2010 e, aos poucos, fui fazendo a transição para a dieta ancestral mais cetogênica, para alcançar o máximo de benefícios para a saúde, enquanto gozava de melhor composição corporal, com mais músculos e menos gordura, sempre ajustando o teor de proteínas da dieta conforme o nível de atividade física.

Em 2011 criei o blog *Primal Brasil*. Em 2012 publiquei o livro *Dieta dos nossos ancestrais* e, em 2018, *Dieta low-carb*. Entretanto, em 2015, após sofrer trágico acidente e quase ter morrido, decidi começar meu *podcast* e o canal do YouTube para atingir um público ainda maior e, assim, divulgar mais amplamente a dieta baixa em carboidratos, alcançando um público além dos leitores de *blogs* e livros.

Longe de ser inconsciente de minha mortalidade, sempre estive atento aos riscos que a vida impõe e tentei sempre limitá-los. Contudo, após ter passado seis dias intubado, 14 na UTI e 21 no hospital, tendo sofrido a experiência mais intensa que já vivi – e que chamo de "maior e mais longa viagem da minha vida" –, após ter passado por algo que não consigo descrever melhor do que "inferno", no limite da dor humana, onde não há mais para onde ir se não o renascimento ou morte, a verdade foi revelada de forma mais lúcida e arrebatadora. Felizmente houve um renascimento.

Renasci das cinzas. Não posso descrever a sensação do renascimento para as pessoas se não de forma indireta, usando palavras que não fazem justiça à experiência em si – como, por exemplo, quando tentamos explicar como é surfar para uma pessoa que nunca pegou onda, fazer sexo para quem nunca fez ou saltar de paraquedas para quem nunca saltou. A sensação é única e extremamente poderosa. Quando o médico que ajudou a salvar minha vida tocou em minha perna e disse que eu estava melhorando, esse foi provavelmente o momento mais intenso e memorável da minha vida. Continuo relembrando, muitos anos depois. A sensação de estar vivo novamente é incrível e extremamente poderosa. É o milagre da vida!

Desde essa revelação do "renascimento" de todas as experiências extrassensoriais que vivenciei na UTI do Hospital Albert Einstein, em setembro de 2014, minha vida foi transformada para melhor. A vida voltou ao normal, mas a vontade de superar desafios vem sempre crescendo dentro de mim, principalmente depois do acidente, o que renovou minha vontade de ajudar as pessoas a justamente evitarem passar pelo que passei. A palavra-chave é "amor".

Infelizmente, com a alimentação ruim da sociedade e os níveis de obesidade e sobrepeso aumentando progressivamente, cada vez mais pessoas irão passar por uma experiência parecida com a minha, e muitas delas irão para o lado de lá, em vez de ficarem aqui.

Não me leve a mal, pois acredito que algo muito melhor nos espera no além. No entanto, não acho nada legal partir antes da hora, principalmente para os familiares, e levando em conta todo o potencial não explorado da pessoa – ou uma vida mal vivida.

Uma das lembranças mais presentes em minha memória é a culpa que sentia por ter me colocado e a meus familiares naquela situação. Mesmo não tendo sido exatamente minha culpa, era algo que poderia ser evitado facilmente, assim como, todo ano, centenas de milhares de mortes podem ser evitadas com conhecimento e sabedoria de nutrição e saúde.

Não se trata de qualquer vírus da moda, genética ou outra desculpa esfarrapada. Trata-se de tomar as rédeas da sua vida para direcioná-la rumo ao seu destino brilhante e cheio de saúde. Cabe a você colher as sementes que plantou, cabe apenas a você criar seu destino mais promissor e evoluir a cada dia. Não depende da sociedade, da sua família, da faculdade ou de qualquer outra pessoa. Depende somente de você.

Apenas seu foco direcionado trará resultados crescentes e muitas vezes exponenciais. Certamente poderá ter resultados exponenciais nas primeiras semanas de dieta. Mesmo fazendo mudanças graduais, você poderá emagrecer de 2 a 3 quilos por semana. Geralmente esse é o ideal. Menos que isso é muito lento, e mais pode ser perigosamente rápido.

Então, sem mais delongas, vamos iniciar essa sua jornada brilhante de sabedoria e superação.

A dieta cetogênica e sua importância

O aumento da obesidade nas últimas décadas

Vivemos em tempos sem precedentes históricos. Hábitos alimentares e de vida estão se tornando cada vez mais distantes daqueles a que o homem primitivo ou mesmo nossos avós estavam acostumados. A modernidade trouxe vantagens enormes para o ser humano, como o aumento da expectativa de vida média da população, mas ao mesmo tempo reduziu dramaticamente, ou em muitos lugares até mesmo extinguiu, o modo tradicional de viver e de se alimentar, o que trouxe consequências desastrosas para a saúde do ser humano moderno.

Como resultado, doenças outrora raras para o ser humano se tornaram mais presentes do que nunca. As chamadas doenças crônicas degenerativas modernas, que incluem todo o espectro de doenças autoimunes, diabetes, doenças cardíacas, mal de Alzheimer e câncer, aumentaram exponencialmente nas últimas décadas ao ponto de 85% da população norte-americana (semelhante ao Brasil e outros países modernos), com base em estudos mais recentes, ser resistente à insulina. Isso significa que a grande maioria da população está na direção errada, em termos de saúde, e fadada a sofrer cada vez mais dos males terríveis que acometem o homem moderno.

De acordo com o relatório do *Trust for America's Health State of Obesity 2020*, 42,4% dos adultos dos Estados Unidos estavam obesos no início de 2021, primeira vez que a taxa nacional chega a mais de 40%.

Para se ter uma ideia, a taxa geral aumentou 26% em apenas treze anos (de 2008 a 2021), sendo que, em 2012, não havia nenhum estado norte-americano com taxa de obesidade adulta acima de 35%. Além disso, a obesidade infantil também está crescendo, com as últimas informações mostrando que 19,3% das crianças e adolescentes de 2 a 19 anos estão obesos, em comparação com 5,5% registrados em meados da década de 1970. Isso sem contar o sobrepeso.

Dados do National Health and Nutrition Examination Survey (NHANES), programa de estudos destinados a avaliar o estado de saúde nutricional de adultos e crianças nos Estados Unidos, mostraram que há outros 30,7% de adultos com sobrepeso e 9,2% com obesidade grave (IMC acima de 40). Isso significa que 73,1% da população norte-americana tem sobrepeso, obesidade ou obesidade grave. Novos dados coletados durante 2020 revelam que essas taxas podem ser ainda maiores no próximo levantamento. Ou seja, pode subir mais! Obviamente, isso acarreta o aumento de doenças cardiovasculares, diabetes, hipertensão, apneia do sono e doenças mentais.

O aumento das doenças crônicas degenerativas modernas ao longo das décadas

Em uma perspectiva mais ampla, a trajetória do aumento das doenças degenerativas modernas indicou um crescimento contínuo, desde o início do século XX, em consonância com o aumento das taxas de obesidade, tornando-se um crescimento mais exponencial, formando uma linha gráfica mais íngreme, a partir da década de 1970, com o advento das redes de *fast-food* e do desenvolvimento da indústria de alimentos processados.

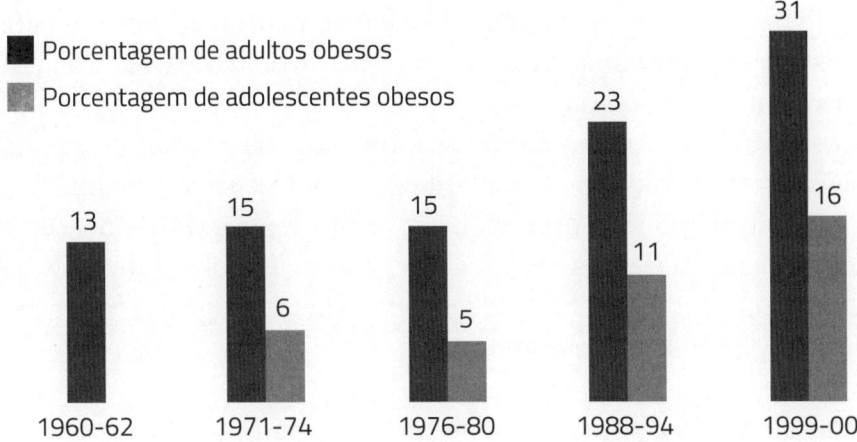

Fontes: K.M. Flegal, M.D. Carroll, C.L. Ogden e C. L. Johnson

Não preciso dizer que estamos em uma trajetória ruim. Entretanto, apesar disso, vivemos em um mundo que tem cada vez menos fronteiras na disseminação de informações de qualidade sobre nutrição. Isso significa que, em nível individual, as possibilidades de otimização metabólica e do peso é uma realidade que pode se manifestar facilmente, contanto que se mantenha contato regular com o conhecimento sobre nutrição que está disponível.

É aí que a busca pelo saber e o desejo de manter uma alimentação saudável entram. Isso inclui a leitura deste livro e dos materiais que disponibilizo em meu canal do YouTube, *Dieta low carb com Caio Fleury*, e a rotina de uma dieta cetogênica bem formulada, uma das dietas mais estudadas no mundo, com o maior grau de eficácia no emagrecimento.

Espero que você aproveite esta jornada de emagrecimento com prazer por meio da dieta cetogênica e que possa colher ao máximo seus benefícios para a saúde, melhorando sua aderência ao longo do tempo e tornando-se um ávido seguidor dela. Vamos aproveitar juntos esta jornada!

O que significa dieta cetogênica

Dieta cetogênica é aquela que faz o ser humano entrar em "estado de cetose", que é o estado fisiológico natural do ser humano, desencadeado por uma dieta restrita em carboidratos ou o jejum intermitente (sem carboidratos).

Esse processo permite que o corpo sobreviva muito bem na ausência de carboidratos em sua dieta, como ocorreu por milhões de anos, ao longo da nossa evolução como espécie e como ocorre diariamente com diversas populações primitivas atuais e milhões de pessoas ao redor do globo que seguem a dieta cetogênica, uma das dietas mais populares do mundo.

Esse é um estado fisiológico no qual várias partes do corpo, incluindo órgãos, cérebro e músculos, passam a utilizar corpos cetônicos e gordura como fonte de energia, tanto gordura corporal quanto alimentar. Em outras palavras, o corpo passa a entrar em um estado de queima de gordura como energia, em vez de utilizar glicose como fonte principal de energia (o que engorda) e é como acontece em uma alimentação ocidental típica: ruim e rica em carboidratos.

A dieta cetogênica não apenas favorece o emagrecimento rápido e saudável mais do que qualquer outra dieta, como reduz a fome mais do que qualquer outra dieta focada no emagrecimento, e por isso ela vem crescendo tanto em popularidade no Brasil e mundo afora.

Como funciona a cetogênica?

A explicação é simples: a cetogênica promove mais saúde e um emagrecimento mais acelerado que dietas altas em carboidratos, pois reduz a produção do hormônio chamado insulina muito mais do que outras dietas, o hormônio que gera acúmulo de gordura nas células, e isso também reduz os processos inflamatórios que desencadeiam doenças.

Na dieta cetogênica o corpo utiliza prioritariamente a gordura como fonte de energia, enquanto na dieta alta em carboidratos, que é o oposto da dieta cetogênica, o corpo utiliza carboidratos (glicose) como principal fonte de energia.

Como funciona a cetogênica mais especificamente?

Algumas partes do corpo conseguem utilizar gordura e cetose como energia, já outras não autorizam a entrada de corpos cetônicos, como o cérebro, já que a barreira hematoencefálica cerebral (também chamada de barreira sangue-cérebro, já que separa o sangue do cérebro) não permite a entrada de moléculas maiores de gordura (ácidos graxos). Nesse caso, os corpos cetogênicos utilizados são derivados de sua produção pelo fígado.

Na dieta cetogênica, o corpo utiliza ácidos graxos como energia, nos órgãos permitidos, como músculos e coração, e corpos cetônicos em vários órgãos, como coração, cérebro e músculos (utiliza cetose ou corpos cetônicos).

Nessa dieta, a glicose também é utilizada parcialmente como energia, sendo que algumas partes do corpo apenas conseguem utilizar glicose, como o caso das células vermelhas (hemácias) e células da córnea e pequenos neurônios do cérebro. Isso acontece porque as células vermelhas não possuem mitocôndrias e, portanto, têm apenas uma via metabólica disponível para fornecer energia: a glicólise, que utiliza glicose, como o nome já diz.

Para completar o quebra-cabeça básico da dieta cetogênica, o corpo requer cerca de 80 gramas por dia de glicose para alimentar essas células dependentes de glicose; no entanto, esses 80 gramas por dia podem ser facilmente disponibilizados por meio da conversão de gordura corporal em glicose ou a conversão de gorduras e proteínas dietéticas em glicose, processo chamado gliconeogênese.

Dessa forma, diferentemente do que muitos profissionais mal informados podem pensar, a glicose pode ser facilmente produzida em uma dieta cetogênica, tanto é que normalmente a glicose média diária fica entre 80 e 100 mg/dl em uma dieta cetogênica, o que dá e sobra.

O que são os corpos cetogênicos que caracterizam a dieta cetogênica?

Os corpos cetônicos, característicos da dieta cetogênica, são moléculas de energia produzidas a partir dos ácidos graxos (gordura alimentar e dietética) no fígado, processo chamado cetogênese.

Durante sua produção pelo fígado, eles são rapidamente transportados para outros tecidos do corpo para gerar energia, entrando no processo de conversão dessas moléculas de gordura em energia, sendo convertidos em acetil-CoA e entrando nas etapas do ciclo do ácido cítrico nas mitocôndrias, também chamado de ciclo de Krebs (em homenagem ao biólogo e físico Hans Krebs, que descobriu esse processo).

O que são mitocôndrias?

As mitocôndrias são as usinas de energia de nossas células. São pequenas organelas localizadas no citoplasma, que convertem todas as moléculas de energia, cetose, glicose e ácidos graxos, em energia utilizável para o corpo. É como se essas moléculas de energia (calorias) fossem a água de um rio e as mitocôndrias, as usinas hidrelétricas que transformam a energia da queda da água em energia elétrica utilizável.

Essa é a perfeita analogia. As mitocôndrias são várias organelas pequenas no citoplasma das células que convertem as calorias em energia utilizável pelo corpo.

A dieta cetogênica faz com que o corpo queime cetose como fonte de energia e ácidos graxos, que são fontes de energia mais limpa para o corpo e renovável. O excesso de glicose derivado de uma dieta alta em carboidratos, por outro lado, fornece uma energia menos eficaz para o corpo, mais instável e que diminui a vida útil das células e dos tecidos.

Por exemplo, o excesso de glicose gera catarata, surdez, diabetes, insuficiência renal, esteatose hepática, entre muitas outras doenças. Ela simplesmente sobrecarrega os sistemas do organismo, aumentando a mortalidade e reduzindo a vida útil dos seres humanos.

Resumidamente, a dieta cetogênica bem formulada reduz a mortalidade por todas as causas, pois otimiza a produção de energia do corpo, gerando uma fonte de energia mais limpa, controlando a glicose, reduzindo a insulina (hormônio que transporta a glicose para as células) e reduzindo a inflamação, tudo que óbvia e comprovadamente previne doenças e aumenta a expectativa de vida, tanto em modelos de estudos em animais como em humanos.

Como saber se estou seguindo certo a dieta e em estado de cetose?

Para saber se você está seguindo certo a dieta, é preciso se ater ao consumo dos alimentos pertencentes aos grupos alimentares permitidos na dieta. O que torna a cetogênica uma dieta fácil de entender e seguir é a sua simplicidade, pois basta não consumir alimentos ricos em carboidratos – será explicado ao longo do livro, e assim você estará seguindo a dieta. Simples assim.

Caso queira mais uma confirmação de que está seguindo bem a dieta, basta medir a sua cetose sanguínea com um aparelho barato, que simplesmente tira gotas de sangue para aferir as medições, ou com um medidor de cetose de hálito, que é mais prático e mais barato ainda (você apenas assopra no aparelho).

As cetonas do hálito se correlacionam muito bem com o principal ácido cetogênico do sangue, o beta-hidroxibutirato, e por isso esse medidor é muito usado. Já os medidores de cetose de urina não são recomendados, pois não são precisos.

Com o **medidor de sangue** você saberá se está em estado de cetose, se estiver produzindo mais de 0,5 mmol/L durante a manhã e mais de 0,9 mmol/L durante a noite. Já com o **medidor de cetose de hálito**, você estará provavelmente em cetose com uma medida acima de 0,02 ponto e em cetose profunda com uma medida acima de 0,03 ponto.

Vale ressaltar que não é preciso medir a cetose para seguir a dieta cetogênica, mas com certeza isso pode ser um aliado se optar por usar os medidores por um tempo, pois são práticos, seguros e baratos. Vale também notar que estar com uma cetose cada vez mais alta não é necessariamente melhor sempre. Em casos de cetose terapêutica no tratamento de doenças mentais, como Alzheimer, epilepsia ou esquizofrenia, altas doses de cetose (acima de 3,0 mmol/L) são desejadas, pois são as doses mais terapêuticas. No entanto, para o emagrecimento e saúde, produzir apenas mais de 0,5 mmol/L durante a manhã e mais de 0,9 mmol/L durante a noite pode ser suficiente.

A cetose nutricional pode ser perigosa?

Não. A cetose nutricional nunca é perigosa, mas a cetoacidose diabética, sim, é perigosa. Porém, a cetoacidose diabética não tem nada a ver com a cetose atingida por meio da dieta cetogênica, mas com um estado patológico de diabéticos que sofreram hipoglicemia durante a má administração do medicamento insulina, associado a uma dieta rica em carboidratos.

Dito isso, uma dieta cetogênica reduzida em proteínas pode ser indesejada em longo prazo. Falarei muito sobre o ajuste do consumo proteico para a dieta cetogênica ao longo do livro e também sobre os ciclos da quebra de cetose ou *carb refeed* (reintrodução de carboidratos pontualmente), ou seja, os momentos da semana ou do dia em que pode valer a pena ingerir um pouco de carboidrato, mesmo em uma dieta cetogênica.

Logo de início você entenderá que uma dieta cetogênica bem formulada pode melhorar sua saúde nos seguintes aspectos:

- Emagrecimento sem perda de massa muscular, dores, fome ou confusão mental/cerebral (considerando que você já passou pelo período de adaptação à dieta).
- Redução da fome, podendo ficar várias horas sem comer, o que pode ser ótimo para a produtividade pessoal e para a estabilidade de humor.
- Redução de gases, inchaço, excesso de fermentação e problemas gastrointestinais, como supercrescimento bacteriano e a síndrome do intestino irritável.
- Perda de peso.
- Redução do açúcar no sangue e maior sensibilidade à insulina.
- Aumento da saciedade e diminuição dos desejos e compulsões alimentares.
- Melhor desempenho atlético e capacidade de queimar gordura como energia.
- Maior fluxo sanguíneo através da vasodilatação.

- Cura potencial de dores de cabeça, enxaqueca e epilepsia.
- Melhora das funções cognitivas, como memória, níveis de atenção e redução de placas de proteínas nocivas que caracterizam a doença de Alzheimer, e potencialmente eficiente na remissão parcial da doença de Parkinson e esclerose múltipla.
- Estabilização do humor no transtorno bipolar (tipo II).
- Prevenção de doença cardiovascular e derrame, eliminação da síndrome metabólica e melhora do perfil do colesterol.
- Redução da inflamação.
- Melhora do prognóstico da grande maioria dos cânceres (a cetogênica é a dieta oficial das melhores clínicas de tratamento de câncer dos Estados Unidos e da Europa).

Como começar a dieta

Para quem é este livro

Este é um livro não só dedicado aos entusiastas da saúde e da dieta *low-carb* e cetogênica que desejam viver mais e com mais qualidade de vida, saúde e disposição. Ele foi escrito também para aqueles que sofrem dos males modernos e que, portanto, desejam aliviar seus sintomas e curar ou melhorar seu prognóstico.

Não esqueça: começar a seguir uma dieta e o estilo de vida *low-carb* e cetogênico ciclicamente aos 60 anos de idade irá transformar a forma como viverá o resto da sua vida, aumentando sua qualidade e expectativa. No entanto, se tiver a sorte de poder começar quanto antes, bem cedo, entre 20 e 30 anos, como em meu caso, você poderá evitar vários problemas que estão por vir e não só isso: gozará de mais disposição, energia e bela aparência. Por isso, aperte o cinto, pois a jornada será eletrizante!

Atualmente, muitas pessoas estão falando sobre a dieta *low-carb* e cetogênica. Algumas delas a interpretam mal ou falam besteiras. Já outras estão ganhando maior compreensão dos detalhes que são realmente importantes discutir para se tornarem verdadeiras entusiastas dela. Este livro é para quem quer conhecer e levar a sério essa dieta.

Um pouco da minha história com a dieta cetogênica

Eu, pessoalmente, modifiquei e adaptei minha abordagem ao longo dos últimos anos. Segui uns sete anos de *paleo*, *low-carb* ou *low-carb* mais liberal, com cerca de 100 g de carboidratos por dia (isso já é consideravelmente cetogênico para um esportista assíduo como eu), com períodos curtos de dieta cetogênica mais restrita que perduraram por algumas semanas a cada bimestre ou trimestre. Ou seja, sempre estive fazendo experimentos com a cetogênica.

Já nos anos seguintes passei a seguir a dieta cetogênica mais regularmente, em caráter menos cíclico, com a cetose nutricional predominando no meu organismo, sempre mantendo minhas pesquisas e investigações acadêmicas sobre alimentação e saúde de forma integral na minha rotina, com os melhores cientistas e pesquisadores do mundo. Mas agora chega de falar de mim e vamos nos aprofundar mais no assunto.

Como começar a dieta cetogênica e quando reduzir calorias demais é um problema

Talvez você queira seguir a dieta cetogênica e reduzir subitamente os carboidratos da alimentação – ou até mesmo reduzir as calorias em nome da redução rápida do excesso de gordura corporal. Mas saiba que, se você tiver algum dano metabólico, se tiver alguma dependência de carboidratos, ou mesmo se você tiver algum problema com seu microbioma intestinal (bactérias do intestino), você poderá sofrer sequelas em longo prazo e, por fim, falhar em reduzir o excesso de gordura corporal. Por esses motivos, sugiro que, primeiramente, você fique mais saudável por meio de uma reeducação alimentar antes de fazer a transição, não importa o que isso custe em termos de perda de peso menos radical.

Essa transição se chama cetoadaptação, processo no qual o corpo gradualmente altera o quociente respiratório de queima de carboidrato, principalmente como fonte de energia, para o estado cetogênico de queima de gordura corporal e dietética, principalmente (oxidação de ácidos graxos).

Ou seja, antes de cortar os carboidratos você precisa retirá-los aos poucos para não sofrer os sintomas da falta de adaptação ao uso de gordura e cetose como energia. Este é um processo que leva de semanas a meses em um indivíduo que se encontra com um quociente respiratório elevado, no modo predominante de queima de carboidratos como energia.

Agora você já sabe que precisa se acostumar gradualmente à dieta, para que seu corpo tenha tempo de produzir as mitocôndrias, isto é, as usinas de energia no citoplasma das células necessárias para você se tornar um queimador de gordura eficaz, evitando os sintomas da "gripe *low-carb*", ou seja, os efeitos colaterais de uma mudança radical na sua dieta de uma só vez.

Mas você não só terá que fazer uma transição gradual para evitar os sintomas, como fraqueza, falta de energia e dores de cabeça, que são comuns na transição para a oxidação de gordura. Terá também que tomar alguns cuidados, como o consumo de eletrólitos, que abordarei mais adiante.

Além de consumir um aporte de eletrólitos saudável, como a ingestão adequada de sal (pelo menos 4 g por dia e não refinado), potássio, cálcio, magnésio (>400 a 800 mg/dia, de preferência) e um consumo hídrico mais elevado (2 a 3 litros de água ao dia), você deve atentar para a quantidade de calorias consumidas na dieta cetogênica, pois diminuir excessivamente as calorias por muito tempo pode reduzir muito seu metabolismo e ser prejudicial em longo prazo, podendo até mesmo alterar o metabolismo da glicose e causar um pouco de resistência à insulina.

Você leu corretamente: reduzir demais as calorias pode predispor o indivíduo a deficiências nutricionais e à redução excessiva do metabolismo, além de desregulação hormonal, como o hipotireoidismo e a baixa de andrógenos, como a testosterona. Nesse caso, o corpo reduz o metabolismo como uma tentativa de manter o equilíbrio, ou seja, passa a utilizar mais energia com menos calorias ingeridas para não entrar em estado de desnutrição e déficit energético.

É um mecanismo homeostático natural, mas não se preocupe, pois vou lhe passar excelentes dicas para você não esgotar seus hormônios e não entrar nesse ciclo vicioso de redução do metabolismo e consumo calórico cada vez menor, o chamado "caminho dos ratos".

Para evitar essa armadilha, o que o estilo de vida cetogênico que nós proponentes do *low-carb* promovemos é um consumo calórico saudável e não reduzido demais em calorias por muito tempo.

Uma das grandes vantagens da dieta restrita em carboidratos aliada à pratica de exercícios é que, diferentemente de outras dietas, a indução da perda de peso sem restrição calórica excessiva, sem redução exagerada no metabolismo, e sem fome, se torna possível principalmente alinhada a uma prática de atividade física regular que seja, no mínimo, razoável.

Um pouco sobre os estudos em animais e em humanos

Uma dieta cetogênica e uma dieta cetogênica cíclica de laboratório aumentaram o tempo de vida em ratos em aproximadamente 13,5%.

Além de não reduzir demais o metabolismo, a dieta cetogênica sem restrição excessiva de calorias reduz a inflamação causada pela produção de radicais livres em pelo menos 35%. Isso tudo sem restrição calórica. Repetindo: SEM restrição calórica. Isso em comparação com dietas caloricamente similares, porém sem restrição de carboidratos.

O interessante é que roedores viveram mais em uma dieta cetogênica ou em uma vida com jejum diário sendo sedentários do que uma dieta normal mista em macronutrientes e com exercícios. E estes não foram os únicos estudos que demonstraram que uma dieta bem formulada pode superar os benefícios dos exercícios apenas (que já são muito úteis em aumentar a expectativa de vida) na promoção de saúde e longevidade.

Ao contrário, há uma série de estudos[1] demonstrando que a cetogênica (ou restrição calórica, dependendo da abordagem dos estudos e dos animais estudados) é a alternativa mais potente para reduzir os processos inflamatórios e prolongar a vida de animais – desde ratos até larvas, macacos, peixes e cachorros.

No entanto, diferentemente de certos seres vivos, como vermes, algumas espécies de macacos e ratos, a restrição calórica excessiva em humanos, sem exercícios físicos e sem um consumo suficiente de proteínas, pode acarretar uma série de problemas, como a baixa da imunidade, aumentando a suscetibilidade a infecções por vírus, contração de doenças pulmonares, redução hormonal dos andrógenos e, por fim, aumento da mortalidade.

Mais especificamente sobre a redução excessiva do metabolismo com o consumo proteico não adequado, um famoso estudo[2] demonstrou que 40% das pessoas em uma dieta baixa em calorias e em proteínas tiveram piora no metabolismo da glicose e aumento da resistência à insulina após um período de acompanhamento de médio e longo prazo (pelo menos meses nessa dieta), o que não é algo nem um pouco desprezível.

O metabolismo pode baixar bastante quando menor que 1.200 nas mulheres e 1.500 nos homens. Você pode medir em aplicativos de calorias, como o *Fat secret* ou o *My fitness pal*, quantas calorias está consumindo por dia e se a ingestão de proteínas está adequada. O ideal é de 1,2 a 1,7 g de proteínas por quilo de peso corporal, para a maioria das pessoas, podendo ser mais próximo de 1,7 g nos esportistas vigorosos e mais próximo de 1,2 g nos sedentários.

Por exemplo, se seu peso ideal é 70 kg e faz exercícios vigorosos diários, um consumo adequado pode ser 112 g de proteínas por dia = 1,6 g por quilo de peso, ou 84 g de proteínas por dia se seu nível de atividade física for moderado, o que corresponde a 1,3 g por quilo de peso.

Para garantir produção hormonal e saúde metabólica otimizadas sem reduções severas, tente manter-se durante a maior parte do tempo em um estado não sedentário e, portanto, consumir no mínimo 1,4 g de proteínas por quilo de peso nesses dias, em uma dieta cetogênica.

Em suma, uma opção mais saudável em longo prazo seria realizar exercícios diários com um consumo proteico adequado. Como resultado, você não precisará ficar neurótico com a contagem de calorias, provavelmente nem precisará utilizar um aplicativo de contagem ou irá usá-lo apenas temporariamente, para ter uma noção melhor do seu padrão de consumo.

Isso significa consumir um monte de calorias nutritivas saudáveis das várias fontes que eu sempre menciono e não se preocupar em manter um déficit calórico muito elevado nem com fórmulas de consumo calórico inúteis – que, na maioria dos casos, francamente, não servem para nada, pois não correspondem às proclividades genéticas, às condições metabólicas atuais do indivíduo e ao tipo de atividade física praticada (para mais informações sobre a inutilidade das fórmulas comuns de recomendações de consumo calórico e a variabilidade da absorção e efeito de diferentes tipos de calorias e fontes alimentares pelo corpo humano, sugiro que leia meu segundo livro, *Dieta low carb*).

Dessa forma, sua perda de peso e de gordura corporal será mais sustentável. Sem músculos desenvolvidos pela atividade física (principalmente treinamento de força), pode ficar mais difícil para muita gente manter uma composição corporal ideal, já que músculos auxiliam muito na queima de gordura e são essenciais para o envelhecimento saudável.

Jejum intermitente como ferramenta potente para perda de peso e promoção da saúde

Jejum não é necessariamente igual à restrição calórica. Pode ser ou não, mas o contexto do jejum é que é o fator mais importante a ser considerado.

Milhões de pessoas ao redor do globo, como eu, recorrem ao jejum diário de 14 a 16 horas como ferramenta de melhora da saúde. Irei me aprofundar mais neste ponto no decorrer do livro, uma vez que o jejum é a ferramenta de dieta número 1 na promoção da saúde e longevidade, junto com a restrição de carboidratos. É uma das práticas mais antigas que existem.

Eu, particularmente, consumo de 2.300 a 2.600 calorias por dia, já que faço musculação cinco ou seis dias na semana e exercícios aeróbicos no final de semana, treino intervalado na esteira (HIIT), e a prática de surfe de três a quatro horas por sessão.

Em vez de testar os limites superiores de quanto meu corpo pode "tolerar" em termos de consumo calórico elevado, agora mantenho mais próximo deste limite inferior junto como o jejum de 15 horas diárias como uma estratégia antienvelhecimento, além de um jejum de 20 a 24 horas uma vez por semana ou por quinzena (antigamente ultrapassava 3.000 calorias por dia consistentemente e ainda permanecia com um percentual de gordura corporal médio de 8% a 9% e biomarcadores de saúde excepcionais).

Esse meu padrão de jejum intermitente diário se manifesta na maior parte dos dias com três ou quatro refeições de 600 a 900 calorias cada uma e com a primeira refeição às 10h30 e a última às 19h30. Entretanto, vale ressaltar que esse é um padrão de consumo pessoal, com base em meu perfil metabólico e minha rotina atual. Portanto, personalize a sua rotina, seu perfil metabólico e seu nível de atividade física.

No meu caso, 45 minutos ao dia de treino pesado na academia, somado a caminhadas leves, exige um consumo calórico maior que o normal e nem sempre consigo incluir todas essas calorias em apenas três refeições diárias. Pode ser mais apropriado para pessoas com um aporte calórico menor, quando não duas refeições ao dia, que estão associadas a desfechos mais positivos na saúde em geral do que cinco ou mais refeições ao dia, pois são mais condutoras a uma redução calórica na dieta, já que eliminam a possibilidade de "beliscadas".

RECAPITULANDO...

- Seguir a dieta cetogênica em qualquer idade transformará sua vida para melhor, mas se você estiver na casa dos 60 anos, ela poderá salvar sua vida.
- Antes de cortar os carboidratos, seria bom retirá-los aos poucos, para não sofrer os sintomas da falta de adaptação ao uso de gordura e cetose como energia.
- Tente retirar 20% a 30% dos carboidratos por semana, até chegar à faixa cetogênica após algumas semanas.
- Faça uma transição gradual para evitar sintomas, como fraqueza, falta de energia e dor de cabeça, que são comuns na transição da queima de carboidrato para a queima de gordura como energia.
- É importante consumir um aporte de eletrólitos saudável, como a ingestão adequada de sal (pelo menos 4 g por dia e não refinado), potássio, cálcio, magnésio (>400 a 800 mg/dia de suplemento, de preferência) e bastante água.

- Uma dieta cetogênica e uma dieta cetogênica cíclica de laboratório aumentaram o tempo de vida em ratos em aproximadamente 13,5%.
- Em estudos, roedores viveram mais em uma dieta cetogênica ou em uma vida com jejum frequente, mesmo sendo sedentários, do que com uma dieta normal mista em macronutrientes e com exercícios.
- Exercícios sem dieta adequada não garantem uma vida saudável e sem doenças.
- Restrição calórica excessiva em humanos, sem exercícios físicos e sem consumo de proteínas suficiente pode acarretar uma série de problemas de saúde, como a baixa da imunidade.
- Restrição calórica severa em longo prazo aumenta a suscetibilidade a infecções por vírus, contração de doenças pulmonares, redução hormonal dos andrógenos e, por fim, aumento da mortalidade.
- Sem um consumo proteico adequado, há uma redução do metabolismo.
- Um estudo demonstrou que 40% das pessoas em uma dieta baixa em calorias e proteínas sofreram piora no metabolismo da glicose e um aumento da resistência à insulina.
- É mais saudável, em longo prazo, realizar exercícios diários com um consumo proteico adequado. Como resultado, você não precisará ficar neurótico com a contagem de calorias, apenas restringirá os carboidratos.
- Restrição calórica excessiva pode causar hipotireoidismo, mas não o jejum com um consumo adequado de proteínas.
- Fórmulas de consumo calórico são muitas vezes inúteis, pois não correspondem às proclividades genéticas, às condições metabólicas atuais do indivíduo e ao tipo de atividade física praticada.
- Jejum não é necessariamente igual à restrição calórica. Se precisar emagrecer, o jejum irá favorecer a restrição calórica, mas caso já tenha um percentual de gordura corporal bem baixo, não é preciso restringir as calorias diárias com o jejum.
- Milhões de pessoas ao redor do globo, como eu, usam o jejum diário de 14 a 18 horas como ferramenta potente de melhora da saúde.

Mais que uma dieta, um estilo de vida

As maravilhas da dieta cetogênica e do estilo de vida natural

Sempre fui fã da variabilidade, espontaneidade e flexibilidade de uma abordagem intuitiva da cetogênica. Há tantas nuances e detalhes que acredito que às vezes é saudável dar um passo para trás e olhar para o quadro geral com uma visão menos estressada e obcecada demais com os detalhes insignificantes da alimentação. E focar no que a ciência nitidamente demonstra ser o caminho, que é alimentar-se com comida de verdade, com duas ou três refeições ao dia e com uma janela comprimida de alimentação, além de incorporar princípios ancestrais de movimentação ao longo do dia e muitas outras práticas que irei abordar mais adiante.

Hábitos adequados de exercícios, sono e gerenciamento das várias formas de estresse em sua vida são essenciais. Como explico em detalhes em meus livros, quando você está dormindo mal, quando está fazendo exercícios de forma intensa e durante longos períodos no dia e quando está mais estressado com as circunstâncias gerais da vida, todos esses fatores geralmente desencadeiam a dependência de carboidratos e desfavorecem o processo de cetoadaptação (queima de gordura como energia por meio da dieta cetogênica).

Em outros termos, o estresse é igual a desejo por açúcar, que é igual a armazenamento de gordura corporal e falta de sono, o que por si só aumenta a fome. Isso torna-se um ciclo vicioso.

Um problema generalizado na sociedade moderna, mesmo entre pessoas saudáveis, é usar telas de computador e *smartphone* como interface para o mundo virtual depois que escurece. Um hábito potencialmente desastroso se não for bem controlado, principalmente depois de duas horas após o anoitecer.

Esse hábito interfere nos processos hormonais naturais que foram calibrados ao seu ritmo circadiano, conforme o nascer e o pôr do sol, por milhões de anos de evolução humana, assim como no reino animal em geral e no reino vegetal.

Para evitar esse prejuízo na sua biologia, algumas medidas podem ser tomadas e eu as abordarei neste livro. Entre elas, o alinhamento do ciclo circadiano via ajuste do horário em que você dorme, acorda, trabalha e janta, o horário em que acorda, assim como técnicas para minimizar os efeitos deletérios da luz artificial na biologia de seu corpo.

Os programas atuais mais avançados para reduzir a luz do seu computador após o anoitecer são ferramentas úteis nesse sentido, assim como programação de tela vermelha ou módulo noturno do seu *smartphone*, instalação de lâmpadas vermelhas para uso alternativo – que estimulam a produção do hormônio do sono, a melatonina, pela sua glândula pineal –, ou o uso de abajur em vez da luz principal, ou mesmo ligar apenas a lâmpada do banheiro ou do corredor para tornar a luz mais indireta, tênue e agradável à retina. Estas são algumas das recomendações mais fáceis e eficazes.

Evitar ver ou diminuir o tempo de televisão até tarde da noite, usar óculos de bloqueio de luz azul, monitores específicos de computador e dispositivos acoplados à sua televisão também podem fazer parte das recomendações de redução de luz artificial noturna, de modo que seu ambiente fique mais compatível com a biologia humana, pois é mais difícil otimizar sua saúde antes de otimizar seu ciclo circadiano.

Se pensarmos em termos de cronograma de evolução do ser humano de dois milhões e meio de anos, de repente, nos últimos cem anos, essa exposição à luz noturna tornou-se um dos principais fatores deletérios da saúde humana, sendo também um dos desencadeantes das doenças mais estudadas no mundo, como a diabetes (estudos mostram ser muito mais prevalente em trabalhadores noturnos do que em diurnos)[3].

Os dispositivos pessoais luminosos, como celulares, televisores e computadores, são coisas novas para o ser humano e estão interrompendo violentamente os processos hormonais, especialmente a melatonina, que ocorre quando escurece. A melatonina é aquele hormônio que faz você se sentir sonolento. Não é só hormônio do sono. Ela possui dezenas de outras funções importantes, como veremos a seguir.

A importância da produção de melatonina adequada, o hormônio do sono

A melatonina é um hormônio-chave que é suprimido quando você se expõe à luz artificial depois de escurecer, assistindo à Netflix, atualizando e-mails e enviando mensagens de texto. Até mesmo uma tela pequena enviará uma mensagem à sua glândula pineal, atrasando seu ritmo circadiano e piorando significativamente a qualidade do seu sono.

Você está recebendo uma resposta do hormônio do estresse com a luz artificial noturna. Então, quanto mais você se expuser à luz, mais provável será desejar carboidratos de energia rápida como parte dessa reação de "luta ou fuga" – e mais provável você armazenar essas calorias como gordura do que queimá-las. Cria-se, assim, um ciclo vicioso.

Vamos aproveitar a força extremamente poderosa do nascer e do pôr do sol! Há estudos fantásticos e um livro fascinante, um dos meus favoritos, que já mencionei várias vezes, *Lights out: sugar and survival*, algo como "Apague as luzes: açúcar e sobrevivência", de Tereza Wisley.

Ela vai fundo na questão evolutiva de quão importante são os ciclos de luz e fala sobre como temos receptores noturnos em nossas células epidérmicas, da retina e hepáticas, que controlam o relógio biológico. Li diversos ensaios clínicos fascinantes e entrevistas com os melhores especialistas sobre o tema para poder fazer algumas sugestões simples para você otimizar seu ciclo circadiano.

Não quero assustar você, ao contrário, quero empoderá-lo, fornecendo meios de incorporar essas práticas. Mantenha isto na sua mente: assim que a tela brilhante se acende, quando está escuro, você está interferindo nos processos hormonais e epigenéticos naturais que estão enraizados no ritmo circadiano, do pôr do sol ao nascer do sol, por milhões de anos de evolução da espécie humana.

Podemos nos aprofundar mais ainda nesse assunto, mas por enquanto é só. Espero ter enfatizado a mensagem básica da importância do jejum diário como prática milenar, sem restrição severa de calorias e proteínas em longo prazo, para não causar redução grave do metabolismo, hipotireoidismo e resistência à insulina, levando ao ciclo vicioso de comer cada vez menos para manter sempre o mesmo peso. E, é claro, com exercícios e movimentos diários para tudo correr ainda melhor.

Com certeza, você conseguirá alinhar seu ciclo circadiano e fazer todos os dias, ou a maior parte dos dias da semana, 14 a 18 horas de janela comprimida de alimentação tranquilamente, se quiser melhorar substancialmente sua saúde. E, se possível, um jejum um pouco mais longo, de 20 a 24 horas, uma vez na semana ou a cada 14 dias, para otimizar ainda mais os processos autofágicos de renovação celular. Estamos apenas aquecendo os motores nessa longa jornada rumo à otimização da saúde com a dieta cetogênica e o que a verdadeira ciência nos proporciona.

Jejum intermitente e os pilares da longevidade

Estamos vivendo em uma época fascinante e sem precedentes históricos, em termos de avanços científicos no campo da saúde e antienvelhecimento. Embora tenhamos muito o que descobrir na área de nutrição e longevidade, as evoluções e descobertas científicas estão crescendo exponencialmente, de maneira mais rápida do que nunca.

Colocando previsões sobre o futuro à parte, irei focar os pilares da longevidade que o corpo de evidências indica e em seguida abordarei as maneiras de otimizá-los, começando com as formas mais básicas e naturais ao ser humano, que são as mais importantes. Em seguida, me concentrarei nas práticas mais modernas e que exigem mais planejamento.

As primeiras são as seguintes:

- Períodos de restrição calórica e jejum
- Alinhamento do ciclo circadiano
- Dieta cetogênica ou cetogênica cíclica
- Exercícios e movimentos diários
- Terapia térmica (termogênese gelada e sauna)
- Aterramento (contato diário com a energia da terra)
- Qualidade e quantidade de sono

Vamos começar falando sobre dois assuntos muito importantes: jejum e autofagia. A autofagia é um mecanismo natural das células que remove componentes desnecessários ou disfuncionais, que envolve a degradação e a reciclagem dos componentes intracelulares. É basicamente o processo de limpeza e rejuvenescimento celular, quando o sistema imune, as células-tronco, elimina células velhas, já programadas para morrer, processo que se chama apoptose, morte celular programada. O corpo se livra das partes danificadas das células e fortalece as que funcionam bem. Ela inclusive permite que as células velhas sejam revigoradas e fiquem até mesmo mais jovens. A autofagia fortalece também as mitocôndrias – as "usinas de energia" das nossas células –, eliminando as partes danificadas das mitocôndrias ou apenas reparando-as. Esse processo é diretamente influenciado pelos nossos hábitos, mas um deles é dos mais fáceis e óbvios, e você pode implementá-lo tranquilamente em sua rotina. Sim, você acertou: é o jejum.

Então, quando a autofagia acontece?

A autofagia acontece durante o catabolismo, quer dizer, quando há degradação de energia no corpo. Há fases catabólicas e anabólicas no dia a dia e a variação é a chave para aumentar a saúde e a longevidade. Para que haja variação, é preciso submeter o corpo a fases de escassez e abundância alimentar.

Não só o jejum desencadeia a reciclagem das suas células, mas os exercícios também (causam catabolismo temporário), que podem ser usados para amplificar os efeitos autofágicos e cetogênicos do jejum intermitente.

Costumo falar bastante sobre o ciclo natural dos animais e humanos, de fome e fartura, ou seja, catabolismo e anabolismo.

Os entusiastas de um corpo bonito e esbelto, os praticantes de treinos de resistência, como musculação e *crossfit*, podem ficar muito fortes e musculosos e promover a autofagia na sua vida porque, durante a alimentação ao longo do dia, o corpo é induzido a um estado anabólico temporário, aumentando a insulina e a síntese de proteína, enquanto que durante o jejum diário de 14 a 18 horas o corpo entra em um estado catabólico e de autofagia. Para ganhar músculo não é preciso comer carboidratos, basta consumir proteínas para estimular sua insulina mais brevemente. Apenas o necessário para otimizar a síntese de proteínas nos seus músculos, para um corpo forte e com baixo percentual de gordura corporal, sem consumir carboidratos que ativam cronicamente a insulina e interrompem o ciclo catabólico e a autofagia que vem em seguida.

E isso pode até ser bom para a performance atlética, porque reduz a inflamação, o excesso de produção de espécies reativas de oxigênio e, assim, aumentar a recuperação muscular, terminando mais rápido o ciclo inflamatório natural pós-exercício natural, após os exercícios físicos. Isso, é claro, se houver consumo proteico e calórico adequado durante a fase de alimentação. É tudo questão de dar ao seu corpo exatamente o que ele precisa – nem mais, nem menos.

Mais adiante, além de aumentar a performance atlética, a autofagia forma a parte central que afeta todos os aspectos do envelhecimento, como os níveis de inflamação, a taxa de encurtamento dos telômeros e os danos às mitocôndrias. Ela, inclusive, mata bactérias e vírus, fortalecendo assim o sistema imunitário. A pesquisadora norte-americana Naomi Whittel, autora do livro *Glow 15*, criou um programa antienvelhecimento cientificamente testado com o objetivo de estimular ao máximo a autofagia, para otimizar os benefícios sem estimulá-la em excesso. Sua equipe conduziu um estudo com dezenas de participantes seguindo um protocolo montado para maximizar a autofagia deles, o que serviu de base para a criação de seu programa.

O programa para mulheres consiste no consumo da dieta cetogênica e algumas práticas antienvelhecimento básicas que eu listei, mais o consumo de suplementos específicos. A pesquisadora lista 140 alimentos e suplementos que estimulam a autofagia, como óleo de Krill (melhor forma de ômega 3) e suplementos de cetose, polifenóis que promovem a autofagia, como chá verde, extrato de frutas cítricas, polifenóis da azeitona, cacau e chocolate amargo. Já as práticas alimentares são divididas em dias catabólicos e dias anabólicos, que mais detalhadamente consistem em:

Dias catabólicos *(low days)*

- Jejum intermitente de 16 a 18 horas, três ou quatro dias na semana (dia sim, dia não).
- Consumo de 25 g de proteínas nesses dias, representando 5% de calorias (proteínas inibem a autofagia, além dos carboidratos).
- Sem carboidratos (menos de 30 g).
- Exercícios aeróbicos de baixa intensidade, como caminhadas e pedaladas leves.

Dias anabólicos (*high days*)

- Dias de consumo livre, sem restrição dos macronutrientes (carboidratos, proteínas e gordura).
- Treino intervalado de alta intensidade, o HIIT (pelo menos sete disparos de corrida de 30 segundos a 1 minuto, em velocidade muito rápida, com intervalo de descanso entre eles).
- Alimentação com "comida de verdade".

Os cientistas testaram os exercícios que mais promoviam a autofagia e constataram que ela é otimizada com 30 minutos de exercícios intervalados, que resultaram em 75% de autofagia. Apesar de os benefícios continuarem com mais tempo de exercício, chegando a 100% de autofagia com 80 minutos de treino intervalado, é sensato considerar a lei dos retornos decrescentes e, assim, se conformar com apenas 30 minutos de treino intervalado, algumas vezes na semana, já que a maioria de vocês, leitores, nem sonharia em fazer um treino intervalado de 80 minutos. Vale lembrar que seu protocolo contém 30 minutos de treino intervalado três ou quatro vezes na semana.

Quanto ao consumo de gordura do programa, é importante ressaltar que é o único macronutriente que preserva mais a autofagia, produzindo menos insulina e, portanto, serve como base do programa, representando mais de 85% das calorias consumidas nos dias catabólicos (*low days*) e pelo menos 50% das calorias nos dias anabólicos (*high days*). Outros pontos e fatores importantes que devem ser considerados em um plano de otimização autofágica:

- Sauna, que promove a autofagia e reduz a inflamação via ativação de proteínas de choque térmico e via anti-inflamatória NRF-2.
- Qualidade e quantidade do sono (no mínimo 7 horas e meia com qualidade por noite). Quanto mais sono de qualidade, maior a autofagia.
- Carboidratos, de preferência apenas à noite, nos dias anabólicos.
- Sexo de qualidade, já que sexo faz bem para a saúde.
- Sêmen, ou esperma, promove a autofagia e é excelente topicamente também. Por esse motivo, o uso do suplemento espermedina, uma substância do sêmen, é recomendado (já que o assunto sexo veio à tona...).
- Jejum mais longo, de 20 a 24 horas ou mais, uma vez na semana ou a cada dez dias, para estimular ao máximo a autofagia e promover a criação de células-tronco no intestino e em outras partes do corpo, entre outros efeitos benéficos.

Mas você não só alcançará um efeito amplificador da autofagia através do jejum como também o amplificará com outras fontes de estresse hormético, como exercícios, sauna e terapias térmicas, que por definição conferem uma adaptação favorável do organismo a essas fontes de estresse leve.

Exercícios físicos, como outras fontes de estresse hormético, como o jejum, estimulam a autofagia, a reciclagem de componentes celulares velhos, assim como um processo similar chamado "a resposta a proteínas mal envelopadas", do inglês *unfolded protein response* (UPR), que faz com que as células degradem proteínas desdobradas, para que, junto com o processo autofágico, restabeleçam a saúde das células.

Em um estudo feito pelo pesquisador J. Hentilä e sua equipe em 2018, homens de faixas etárias diferentes (de 30 e 60 anos de idade) praticaram um protocolo de treino de musculação sem terem feito exercícios antes do estudo. Em ambos os grupos houve melhora acentuada nos níveis de resposta a proteínas mal envelopadas por 48 horas após o treino. No entanto, apenas o grupo de participantes mais novos obteve melhora acentuada nos níveis de autofagia ao longo de 48 horas após o treino. Seria interessante ver o que aconteceria com os níveis de autofagia em um novo estudo de participantes com mais de 60 anos e praticantes de exercícios de longa data.

De qualquer modo, os benefícios globais da musculação e a melhora pronunciada nos níveis de resposta a proteínas já valeria muito a pena. Dito isso, começarei a relatar agora alguns desses benefícios.

O efeito autofágico e desdobramento das proteínas dos exercícios demonstra, em parte, por que os exercícios proporcionam proteção contra o câncer, sendo que, por este motivo, algumas companhias de seguros americanas mais modernas já estão cobrando um valor mais reduzido de cobertura para praticantes de atividade física, com estatísticas que demonstram 50% menos incidência de doenças cardíacas e 20% menos casos de câncer em praticantes de exercícios. Isso sem contar a dieta, considerando apenas o fator atividade física.

Isso acontece porque componentes celulares velhos e gastos e proteínas desdobradas interferem na comunicação celular, estimulando o crescimento de tumores. Além disso, a atividade física reduz a inflamação global, a insulina e a glicose sanguínea, que servem de combustível para o câncer, que cresce por meio de um processo chamado efeito Warburg – fenômeno no qual as células cancerígenas, em razão do excesso de carboidratos da vida de um ser humano ou animal, convertem o carboidrato da dieta em ácido lático para alimentar o câncer, mesmo na presença de oxigênio.

RECAPITULANDO...

- É importante não ficar obcecado com detalhes insignificantes da alimentação e manter o foco no que a ciência nitidamente demonstra ser o caminho: o consumo baixo de carboidratos e alimentos de verdade.
- Exercícios feitos de forma intensa e por longos períodos por dia e estresse demais com as circunstâncias da vida geralmente desencadeiam a dependência de carboidratos e desfavorecem o processo de cetoadaptação.
- Um problema generalizado na sociedade moderna é usar, à noite, telas de computador e *smartphone* como interface para o mundo virtual.
- O efeito autofágico e a resposta a proteínas mal envelopadas dos exercícios demonstram, em parte, por que os exercícios proporcionam alguma proteção contra o câncer.
- Exercícios físicos e outras fontes de estresse hormético, como o jejum, estimulam a autofagia, a reciclagem de componentes celulares velhos, assim como o processo similar chamado "resposta a proteínas mal envelopadas".
- Estatísticas de uma companhia de convênio médico demonstraram ser 50% menor a incidência de doenças cardíacas e 20% menor a de câncer em pessoas que praticavam atividades físicas regularmente.
- Para ganhar músculo não é preciso comer carboidratos, apenas proteínas na quantidade certa (salvo em atletas de alta performance).
- Autofagia é a renovação celular natural do organismo. Ela forma a parte central que afeta todos os aspectos do envelhecimento, como os níveis de inflamação, a taxa de encurtamento dos telômeros e os danos às mitocôndrias.
- As práticas de vida mais importantes para a saúde são: jejum, alinhamento do ciclo circadiano, dieta cetogênica ou cetogênica cíclica, exercícios, terapia térmica (banho gelado e sauna), qualidade e quantidade de sono (no mínimo 7 horas e meia de sono com qualidade por noite).

- Sexo de qualidade.
- Jejum de 24 horas ou mais estimula ao máximo a autofagia e promove a criação de células-tronco no intestino e em outras partes do corpo.
- Tente, pelo menos uma vez a cada duas semanas, fazer o jejum de 20 a 24 horas.
- Sauna e banhos gelados promovem a autofagia e reduzem a inflamação via ativação de proteínas de choque térmico e via anti-inflamatória NRF-2.
- Em um estudo, cientistas testaram os exercícios que mais promoviam a autofagia e constataram que ela é otimizada com 30 minutos de exercícios intervalados, que resultaram em 75% de autofagia.

A importância da atividade física

Uma das mudanças mais significativas geradas pela prática regular de exercícios é a neurogênese, ou seja, a criação de novos neurônios. Eles são gerados no hipocampo, a área do cérebro responsável pela memória e pela inteligência espacial. Em nível celular, o estresse gerado pelo exercício físico é responsável por estimular o fluxo de cálcio, que ativa os "fatores de transcrição" nos neurônios do hipocampo já existentes. Os fatores de transcrição ativam a expressão do gene, ou seja, o fator neurotrófico entregue ao cérebro (BDNF), criando proteínas BDNF que agem para promover a neurogênese.

Assim, a geração do BDNF é uma resposta protetora ao estresse e o BDNF age não somente para gerar novos neurônios, mas também para proteger os já existentes e promover plasticidade cerebral (eficiência da transmissão sináptica entre neurônios para gerar mais redes neurais, considerada a base para o aprendizado e a memória).

A manutenção dos neurônios do hipocampo é muito importante para indivíduos em qualquer idade, principalmente para pessoas acima dos 50 anos, já que é nessa idade que o corpo naturalmente começa a sofrer perda mais acentuada de conexões cerebrais devido às perdas hormonais decorrentes da má alimentação e do sedentarismo, além de maus hábitos para a saúde cerebral, como assistir televisão em excesso.

Os exercícios agem de forma a reforçar as conexões cerebrais entre neurônios, criando uma rede mais densa, a qual se torna mais capaz de processar e guardar informações. Este fato, somado a pesquisas controladas, sugere que os exercícios agem com efeito terapêutico para a prevenção de doenças degenerativas, como Alzheimer e Parkinson, que progridem por meio da perda de neurônios e do acúmulo de agregados de proteínas mal dobradas, como a beta-amiloide e tau, proteínas nocivas que caracterizam a doença de Alzheimer.

Realmente, a correlação entre Alzheimer e estilo de vida, como alimentação, atividades físicas, relações sociais, atividades cognitivas, como leitura e prática de uma segunda língua, é óbvia e já foi provada por muitas pesquisas. Além disso, o exercício tem demonstrado maior proteção contra Parkinson em experimentos em laboratório com ratos, pois aumentam a produção do neurotransmissor dopamina, que é responsável pela motivação, atenção e concentração – capacidades muito reduzidas pela doença.

A melhora cognitiva foi constatada por uma pesquisa controlada[4] na qual um grupo de indivíduos de 60 a 75 anos e um grupo de indivíduos de 18 a 24 anos foram acompanhados realizando exercícios em um ambiente controlado. O resultado foi a melhora de funções cognitivas, como planejamento, organização e memória de trabalho no grupo de indivíduos mais velhos, enquanto no segundo grupo os benefícios foram menos óbvios.

Além desses parâmetros, uma análise de ondas cerebrais foi conduzida para medir a velocidade cerebral em resposta a estímulos antes e após o início das atividades físicas. No grupo mais jovem, houve um aumento de 35 milissegundos na velocidade das ondas cerebrais, enquanto no segundo grupo houve menor perda cognitiva.

Diversos estudos têm demonstrado que tanto exercícios aeróbicos como anaeróbicos trazem benefícios para a saúde física e mental. Em um estudo feito aqui no Brasil, publicado em 2010 pela Universidade Federal de São Paulo, por Jansen Fernandes e sua equipe, ratos foram colocados em um "programa de condicionamento físico" de cinco dias por semana, no qual subiram escadas, carregaram objetos amarrados em suas caudas e correram na "rodinha". Esses ratos aumentaram substancialmente os níveis de BNDF (criação de novos neurônios) em comparação com ratos que não participaram do programa.

Exercícios de alta intensidade *versus* exercícios aeróbicos

Exercícios de alta intensidade vêm demonstrando superioridade em termos de ganho de massa muscular, se comparados com exercícios aeróbicos. Demonstram também maior perda de gordura corporal por tempo de exercício. Ou seja, exercícios de alta intensidade são capazes de gerar muitos benefícios em um período muito curto. Você pode alcançar maiores benefícios com um treino de corrida rápido e intervalado do que trotando em uma esteira por uma hora.

Trotar, ou correr em baixa velocidade, não é uma atividade natural para o ser humano, dentro de uma perspectiva evolucionária. Nossos ancestrais caminhavam em média mais de 10 km por dia e ocasionalmente disparavam em corrida para fugir de predadores, mas não viviam correndo. As pessoas da tribo africana dos hadzas, da Tanzânia, parte da região onde supostamente nossos ancestrais se originaram como espécie, caminham mais de 15 km por dia, mas pouquíssimas vezes correm. Os hadzas, inclusive, são um dos poucos povos do mundo que ainda preservam hábitos alimentares de 10 mil anos atrás.

O excesso de corridas de longa distância está relacionado a diversos problemas de saúde. Simplesmente não evoluímos fazendo esse tipo de atividade por horas e horas toda semana. Alguns estudos, como o publicado no artigo "Potential adverse cardiovascular effects from excessive endurance exercise", da Mayo Clinic Proceedings, têm demonstrado que os benefícios cardiovasculares dos exercícios aeróbicos de corrida, para a maioria das pessoas (variando com a idade e a genética), são otimizados se conduzidos em uma faixa semanal de 10 a 30 km, sendo que uma quilometragem semanal acima dessa faixa, de maneira contínua, torna o indivíduo mais suscetível a desenvolver problemas cardiovasculares e de saúde em geral, como:

- Arritmia ventricular e atrial.
- Morte de células cardíacas, particularmente no ventrículo direito.

- Excesso de cortisol (hormônio do estresse), o que gera problemas de saúde.
- Calcificação das artérias coronárias, cortes microscópicos na fibra muscular, que gera problemas de cicatrização, caso exercícios extremos sejam mantidos.
- Maiores riscos de lesões e fraturas.
- Aumento da rigidez das artérias.
- Enfraquecimento do sistema imunológico.
- Insônia.
- Perda muscular.
- Fibrose miocárdica.
- Cicatrização progressiva do músculo cardíaco (que leva à arritmia e insuficiência cardíaca congestiva).
- Aumento da inflamação e baixa na imunidade.

Corridas de longa distância, feitas de maneira contínua semanalmente, como maratona e meia maratona, não são boas para a saúde, como muitos atletas e treinadores acreditam, pois o corpo é submetido a constante estresse físico, mental e cardiovascular que, além de aumentar muito os hormônios do estresse, elevam demais a inflamação do corpo.

De acordo com um estudo apresentado no Congresso Cardiovascular Canadense em 2010, exercícios feitos regularmente reduzem o risco de desenvolvimento de doenças cardiovasculares em duas ou três vezes; exercícios cardiovasculares extremos de longa distância, como as maratonas, em vez de diminuir, aumentam em sete vezes o risco de desenvolvimento de doenças cardiovasculares, pois elevam substancialmente os níveis de inflamação.

Diversos especialistas, como Doug McGuff, renomeado autor do livro *Body by science*, alegam que os exercícios aeróbicos de baixa intensidade e longa duração têm sido extremamente supervalorizados pela mídia e pela cultura em geral. Segundo ele, o sistema cardiovascular, apesar do que muitos pensam, é mais beneficiado com treinos curtos e intensos. Ele diz:

> *"O coração e os vasos sanguíneos suportam todo o metabolismo celular e a melhor maneira de obter esses benefícios é com exercícios intermitentes de alta intensidade. Não fomos programados geneticamente para exercícios constantes de longa duração e a habilidade de lidar amplamente com níveis variados de esforço dentro de um curto período acaba não sendo treinada nesses exercícios. Você acaba se tornando menos plástico e menos adaptável ao estresse físico em geral."*

Diversos estudos, como o publicado em 2005 no *Journal of Applied Physiology*, têm demonstrado os malefícios dos exercícios cardiovasculares extremos. Nesse estudo, um grupo de homens idosos que participam de uma equipe seleta de maratonistas, que correram mais de 100 maratonas na vida, foi recrutado para avaliação de sua condição cardiovascular. Por incrível que pareça, ao contrário do que os pesquisadores esperavam, foram encontradas diversas cicatrizes no coração desses velhos atletas e sinais de aceleração do processo de envelhecimento.

Treinos intervalados e musculação

Treinos intervalados envolvem normalmente sessões de corrida ou de bicicleta, nas quais a maior velocidade e intensidade do exercício ocorrem em intervalos. Nesse caso, você pode dar tiros de corrida por 30 segundos a 1 minuto e depois descansar, e assim repetir esse ciclo pelo menos sete a dez vezes ao longo de 15 a 20 minutos, de acordo com seu preparo físico e seu objetivo. O mesmo para exercícios em bicicletas ergométricas.

Quando existem intervalos entre as sessões, permitindo que você dê o seu máximo a cada sessão, o coração sai de sua zona de conforto e é obrigado a trabalhar mais, assim aumentando a circulação sanguínea e gerando maiores benefícios cardiovasculares. Esse tipo de exercício está relacionado a um maior ganho de massa muscular e melhor composição corporal do que corridas de longa distância, com um tempo de prática muito mais curto.

De acordo com muitos estudos, como o conduzido por Izumi Tabata, famoso por suas pesquisas com treinos intervalados, treinos de "tiro" com intervalos melhoram tanto a capacidade aeróbica quanto a anaeróbica. Esse estudo demonstrou que exercícios intervalados com sete séries de 30 segundos cada um, feitos em bicicletas ergométricas três vezes por semana durante duas semanas, tiveram um resultado muito similar, em termos de capacidade de uso de oxigênio e aumento de glicogênio muscular, ao dos exercícios de bicicleta de intensidade moderada de uma hora e meia a duas horas, que também foram feitos três vezes na semana durante duas semanas. O tempo total gasto pelo grupo que fez tiros intervalados foi de 15 minutos três vezes na semana, enquanto o grupo de intensidade moderada levou quatro horas e meia a seis horas na semana para obter resultados similares.

Esse resultado coincide com o de diversos outros estudos, como o conduzido pela Universidade de New South Wales, em que mulheres acima do peso, que fizeram treinos intervalados de "tiros" em bicicletas durante um total de 20 minutos, perderam três vezes mais gordura corporal, principalmente na metade de baixo do corpo, do que mulheres que pedalaram 40 minutos na bicicleta em velocidade constante.

Conclusão destes e de outros estudos

Estudos demonstram que exercícios aeróbicos, a musculação e os treinos intervalados geram benefícios para a saúde mental, perda de peso e ganho de massa muscular, no caso do treino resistido ou explosivo.

Exercícios aeróbicos sem uma dieta saudável, similar à que nossos ancestrais consumiam, por si só não são suficientes para que indivíduos possam obter melhor composição corporal, com mais massa muscular e menos gordura.

Treinos intervalados são mais eficientes para perda de gordura corporal e ganho de massa magra do que exercícios aeróbicos tradicionais.

Exercícios de musculação, em conjunto com exercícios aeróbicos, são mais eficientes na perda de gordura corporal e ganho de massa muscular do que apenas exercícios aeróbicos.

Exercícios aeróbicos em excesso podem ser prejudiciais à saúde cardiovascular e geral do organismo, causando baixa na imunidade, excesso de inflamação, sarcopenia (perda muscular gradual com a idade), entre outros problemas.

Mais gripes e resfriados, infecções e perda muscular gradual ocorrem quando exercícios aeróbicos excedem certo patamar e quando a prática de musculação é excluída da rotina de treinos. Se isso já não é o suficiente, exercícios aeróbicos em excesso divergem o fluxo sanguíneo do intestino para os músculos, o que acarreta frequentemente isquemia no intestino (fluxo sanguíneo inadequado no intestino), causando aumento na permeabilidade intestinal e favorecendo a entrada de toxinas na circulação, como os lipopolissacarídeos (LPS) e as lectinas. Já exercícios diários na dose certa reduzem a inflamação global, em vez de aumentá-la.

Exercícios cardiovasculares em excesso são desgastantes para o corpo, com potenciais e enormes prejuízos e sem precedentes históricos, ao contrário do treinamento de força e das caminhadas longas, que são observados em praticamente todas as culturas primitivas ao redor do globo – nas quais é comum caminhar lentamente mais de 8 quilômetros por dia, subir em árvores, barrancos e morros.

Quando pesquisadores perguntaram sobre corridas a membros da tribo do deserto de Kalahari – entre Angola, Namíbia, Botsuana e África do Sul –, na década de 1970, tribo legendária por caminhar mais de 30 quilômetros por dia durante a estação de caça, eles responderam com desdém, dizendo que seria a coisa mais estúpida que poderiam fazer, já que ficariam exaustos ao ponto de as calorias da caça serem insuficientes para compensar o esforço induzido, o que poderia levá-los à morte. E isso sem contar os possíveis problemas nos joelhos e articulações. Ou seja, o gasto calórico de 30 km correndo é muito maior do que fazer a mesma distância caminhando. Em qualquer distância correndo, o gasto calórico é muito maior.

Portanto, não se arrisque, não corra diariamente como um maníaco; ao contrário, faça longas caminhadas diárias ao ar livre, treinos intervalados de vez em quando e carregue pesos na academia.

RECAPITULANDO...

- Uma das mudanças mais significativas geradas pela prática regular de exercícios é a neurogênese, ou seja, criação de novos neurônios.
- Novos neurônios são gerados no hipocampo, a área do cérebro responsável pela memória e pela inteligência espacial.
- A função cognitiva, em geral, é melhorada com qualquer atividade física.
- Qualquer tipo de atividade física, na dose certa, melhora a saúde.
- Exercícios de musculação e treino intervalado (HIIT), além de aumentarem o condicionamento físico, proporcionam uma melhora estética e na composição corporal, o que os exercícios aeróbicos não fazem.
- Os tiros de corrida (HIIT) proporcionam mais condicionamento físico e corpo bonito em muito menos tempo que os aeróbicos constantes.
- Exercícios aeróbicos, sem uma dieta saudável, por si só não são suficientes para obter melhor composição corporal com mais massa muscular e menos gordura.
- Exercícios aeróbicos em excesso podem ser prejudiciais à saúde cardiovascular e geral do organismo, causando baixa na imunidade e excesso de inflamação.
- A sarcopenia (perda muscular gradual com a idade) é também causada pela prática de exercícios aeróbicos frequentes sem o elemento de força e a explosão.
- Excesso de exercício aeróbico aumenta o risco de arritmia ventricular e atrial e morte de células cardíacas, particularmente no ventrículo direito.
- Aeróbicos em excesso podem causar cicatrização progressiva do músculo cardíaco, que leva à arritmia e insuficiência cardíaca congestiva.
- Excesso de cortisol (hormônio do estresse) é um dos sintomas de exercícios aeróbicos exagerados.

- Aeróbicos em excesso aumentam os riscos de lesões e fraturas e rigidez das artérias, causando enfraquecimento do sistema imunológico e aumento da inflamação.
- Exercícios à noite podem causar insônia.

Por que seguir a dieta cetogênica e o estilo de vida ancestral?

Existem diversas razões para que qualquer pessoa considere seguir o estilo de vida *low-carb*, como melhoria da saúde, condicionamento físico, maior disposição e capacidade cognitiva.

O estilo de vida ancestral é baseado em princípios de evolução genética. Nosso desafio é unir o melhor de nosso potencial genético com as condições de vida, as quais foram impostas pela forma moderna de viver. Por meio da adoção das práticas comuns de nossos antepassados, ou seja, aquelas que nos possibilitaram evoluir como espécie, geração após geração, podemos ter melhor saúde, condicionamento físico, maior disposição e melhor capacidade cognitiva. O estado de saúde de nossos ancestrais é comprovado cientificamente por diversos estudos antropológicos de populações caçadoras-coletoras atuais, por meio da análise de fósseis e estudos com populações primitivas.

Trago a você este guia *low-carb* cetogênico, para que possa descobrir os benefícios por conta própria. Com ele, você poderá aprender os benefícios de adaptar o estilo de vida de nossos ancestrais à nossa vida moderna.

Os 10 mandamentos do estilo de vida de nossos ancestrais

1. Coma muitas plantas e animais.
2. Movimente-se muito, mas lentamente.
3. Levante coisas pesadas.
4. Corra muito rápido, de vez em quando.
5. Durma bastante.
6. Brinque.
7. Tome um pouco de sol, quase todos os dias.
8. Evite desastres.
9. Evite coisas venenosas.
10. Use o cérebro.

E também:

- Aprenda o conceito que garantirá a você o controle de peso para a vida toda, não importa quem você seja, quanto você pesa ou suas tendências genéticas.
- Aprenda os motivos pelos quais você tem "desejos" por açúcar e os passos a serem tomados para eliminar esses "desejos" para sempre.
- Controle naturalmente e bem seu apetite e nível sanguíneo de açúcar, que às vezes você terá que se lembrar de que precisa comer!
- Queime sua gordura visceral (barriga) e use-a como sua fonte de energia durante o dia.
- Descubra como uma dieta com pouca gordura e baseada em grãos pode desencadear doenças.
- Descubra como uma dieta rica em proteínas e gorduras fará você perder peso e por que ela é a mais saudável quando feita da forma certa.
- Liberte-se da noção de que você tem que ingerir a mesma quantidade de calorias diariamente e controlar o peso das refeições! Em vez disso, coma como nossos ancestrais e você ficará satisfeito em todas as refeições. Coma quanto quiser e ficará satisfeito até a próxima refeição.

- Descubra uma estratégia completa para se alimentar e se exercitar, que é divertida e natural, até mesmo para as pessoas menos motivadas.
- Alcance melhor condicionamento físico em muito menos tempo e sem sofrimento.
- Melhore sua capacidade cardiovascular.
- Reduza drasticamente os riscos de desenvolver artrite, diabetes, doenças cardíacas e câncer.
- Estabilize o seu nível de glicose sanguínea sem medicamentos.
- Controle naturalmente as condições que são normalmente tratadas com remédios para depressão, hipoglicemia, diabetes e pressão alta.
- Passe o inverno sem gripes e resfriados.

Faça tudo isso e muito mais aprendendo precisamente quais são os alimentos, os exercícios e os comportamentos saudáveis, detalhados aqui neste livro e, em seguida, se puder, nos outros que publiquei: *Dieta low carb* e *A dieta dos nossos ancestrais*. Siga meu canal no YouTube, *Dieta low carb com Caio Fleury*, ou digite simplesmente *Caio Fleury low-carb*.

Eu me dedico diariamente para ajudar você a fazer essa transição para uma vida saudável e livre de doenças, com o maior conforto possível. Quando tomei a decisão de criar meu *blog*, em 2011, também enfrentei resistências pessoais e descrenças em relação à capacidade de motivar os leitores a experimentarem o estilo de vida *low-carb* e a seguirem meus conselhos, que se diferenciavam em muitos aspectos dos hábitos alimentares de nossa sociedade na época e, em grande parte, atualmente. A dieta *low-carb* era, então, desconhecida no Brasil.

Hoje, com mais de dez anos de *blog* e mais de 10 milhões de acessos, somando meu *blog* e o canal do YouTube, tive o prazer de constatar milhares de histórias de sucesso com a dieta *low-carb* que, em 2015 e 2016, passou a ser a dieta mais popular no Brasil, como constatado pelo Google Trends.

No começo, foi possível enxergar minha condição de outra forma. Constatei que milhões de pessoas no Brasil e na maioria das sociedades ocidentais estavam sofrendo uma epidemia de doenças crônicas e obesidade. Como já foi comprovado por vários cientistas, a correlação entre obesidade e doenças crônicas é muito estreita. Então havia me perguntado: "Se estamos fazendo tudo certo, por que estamos nos direcionando cada vez mais para uma epidemia dessas doenças? Estamos fazendo algo de errado como sociedade?". É exatamente esta pergunta que explorei minuciosamente em meu *blog* e em meus livros ao longo dos anos. E posso garantir a você: algo está errado, sim, e essa é uma tendência mundial.

A maioria das pessoas está ciente desse fato e tenta tomar iniciativas para não seguir essa tendência, porém grande parte delas não consegue, por estar mantendo uma alimentação incoerente com nossa bagagem genética enquanto espécie. E é exatamente isso que impede essas pessoas de emagrecer. Não é preciso ser viciado em academia, atleta ou neurótico durante as refeições, basta se mostrar aberto a essa possibilidade de mudança extraordinária que ofereço a você.

RECAPITULANDO...

- Existem diversas razões para que qualquer pessoa considere seguir o estilo de vida *low-carb*, entre elas estão melhor saúde, condicionamento físico, maior disposição e capacidade cognitiva.
- O estilo de vida ancestral é baseado em princípios de evolução genética. Nosso desafio é unir o melhor de nosso potencial genético com as condições de vida, as quais foram impostas por nosso estilo de vida moderno.
- Siga os 10 mandamentos do estilo de vida ancestral para atingir a saúde e a felicidade plenas.
- Controle naturalmente e bem seu apetite e nível sanguíneo de açúcar, que às vezes você terá que se lembrar de que precisa comer!
- Queime sua gordura visceral (barriga) e use-a como sua fonte de energia durante o dia.
- Descubra como uma dieta com pouca gordura e baseada em grãos pode desencadear doenças.

- Descubra como uma dieta rica em proteínas e gorduras fará você perder peso e por que ela é a mais saudável quando feita da forma certa.
- A dieta *low-carb* cetogênica, em 2015 e 2016, passou a ser uma das dietas mais populares no Brasil, como constatado pelo Google Trends.
- A cetose é uma condição metabólica na qual o corpo passa a produzir energia a partir de gordura e corpos cetônicos, que são derivados da sua gordura corporal e dietética, em vez da glicose dos carboidratos.
- A cetose é caracterizada por concentrações sanguíneas de corpos cetônicos de mais de 0,5 mmol/L, que, em condições normais, ocorre quando consumimos pouco carboidrato ou estamos em estado de jejum.
- Um exame de sangue abrangente, exames antropométricos e o desenvolvimento do paciente com a dieta devem direcionar o profissional da saúde na adequação da dieta cetogênica personalizada.
- Uma dieta cetogênica bem formulada proporciona enormes benefícios para a saúde, como a redução da inflamação e a melhora do perfil lipídico (colesterol), entre diversos outros marcadores de saúde.
- A dieta cetogênica proporciona emagrecimento sem perda de massa muscular, dores, fome ou confusão mental, diferentemente das dietas pobres em proteínas.
- A dieta gera redução de gases, inchaço e problemas gastrointestinais.
- Ela proporciona melhora das funções cognitivas, como memória e os níveis de atenção, e a redução de placas de proteínas que caracterizam a doença de Alzheimer.
- A dieta cetogênica gera melhora do prognóstico da grande maioria dos cânceres (por isso é protocolo oficial das melhores clínicas).

O que é e o que não é permitido

Falarei um pouco sobre a essência da dieta cetogênica e do estilo de vida ancestral: a alimentação. Embora todos os aspectos dessa "filosofia" sejam importantes, a dieta *low-carb* cetogênica é o ponto fundamental na transição para um estilo de vida ancestral, já que 80% da sua composição corporal é determinada pelo que você come. Outros fatores, como exercício físico, sono, gestão de estresse e exposição ao sol, fazem com que a sua saúde melhore muito de maneira geral, mas é por meio da alimentação que acontecem as principais mudanças em sua vida. Aviso que muitos "mitos" e "verdades absolutas" são desconstruídos nessa dieta e substituídos por verdades científicas, que formam basicamente a verdade sobre as dietas. Começamos com um resumo do que consiste a dieta cetogênica.

A pirâmide na página seguinte está totalmente errada. Carboidratos refinados não formam a base de uma dieta humana saudável.

Uma dieta cetogênica saudável é fundamentada em uma alimentação mais adequada ao seu organismo, ou seja, em consumir alimentos que o seu corpo foi projetado a ingerir de forma saudável, o que foi ditado por milhões de anos de evolução. Nossos ancestrais evoluíram em determinadas condições que formaram o seu genoma,

Gorduras, óleos e doces
USE OCASIONALMENTE

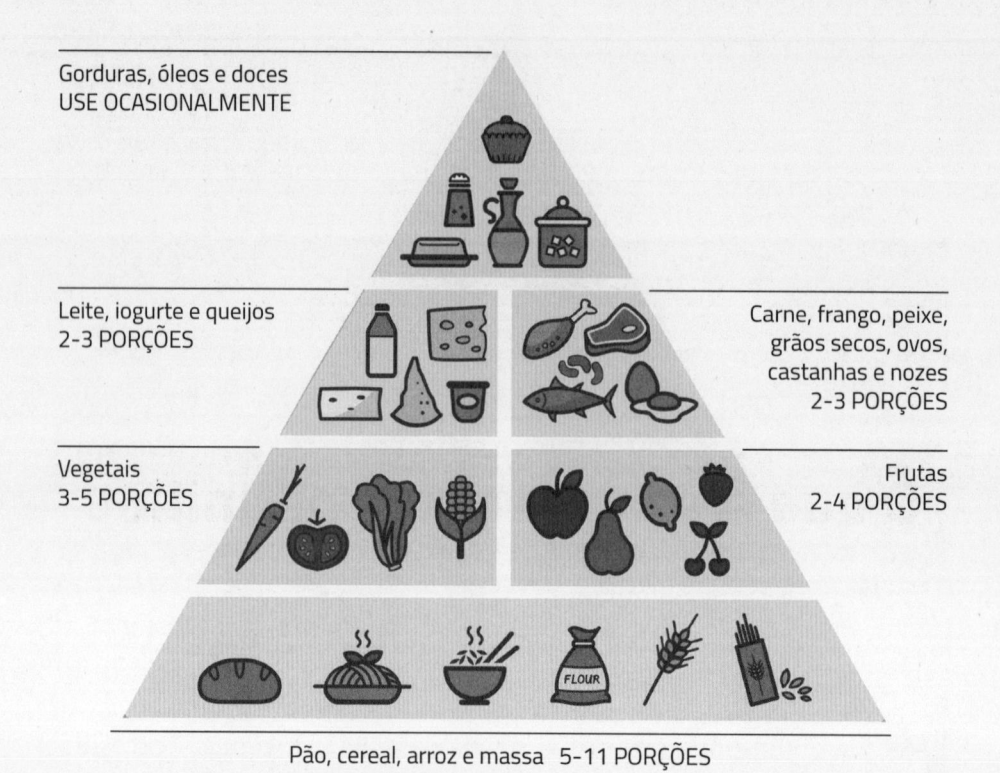

Leite, iogurte e queijos
2-3 PORÇÕES

Carne, frango, peixe, grãos secos, ovos, castanhas e nozes
2-3 PORÇÕES

Vegetais
3-5 PORÇÕES

Frutas
2-4 PORÇÕES

Pão, cereal, arroz e massa   5-11 PORÇÕES

e embora muitos anos tenham se passado após o início do advento da agricultura, o genoma humano sofreu poucas modificações. Nossos antepassados não tinham câncer, diabetes, obesidade e doenças degenerativas como o homem moderno, além de possuírem uma excelente forma física. Se quiser, procure uma foto de algum indígena não aculturado para entender sua forma física.

Quais alimentos fazem parte da dieta cetogênica?

- **Carnes**: estão liberadas dentro do aporte calórico ideal para você. São fontes alimentares extremamente nutritivas. Vale ressaltar que carnes com alto teor de gordura, como picanha, salmão, coxa de frango, entre outras, estão liberadas na quantidade certa. Para algumas pessoas é à vontade e, para outras, com moderação. Dê preferência às carnes orgânicas. Elas são mais saudáveis, pois os animais são alimentados adequadamente (e não entupidos de grãos que causam mal à saúde deles e talvez à sua), são livres de hormônios e antibióticos nocivos e apresentam maior quantidade de vitaminas B, E e K, além de possuírem ômega 3, que é baixo na carne alimentada por grãos. Não tenha medo de consumir gordura! Ela é boa e vai ajudá-lo a perder gordura corporal na dieta cetogênica.

- **Frutas**: nossos ancestrais eram tipicamente caçadores e coletores, por isso consumiam todos os tipos de frutas que se apresentassem saborosas em seu estado cru e natural. As mais nutritivas e menos carregadas em açúcar são as bagas, as chamadas *berries* ou frutas vermelhas, como morango, amora e mirtilo. Estas contêm pouco açúcar e são ricas em vitaminas, antioxidantes e outros nutrientes.

- **Oleaginosas:** nozes, castanhas-do-pará, macadâmias, avelãs e amêndoas também são boas opções, desde que consumidas com moderação (20 a 30 g ao dia), devido ao alto teor de ômega 6 e aporte calórico.

- **Óleos e ácidos graxos essenciais:** azeite de oliva extravirgem, óleo de peixe e óleo de coco são fontes seguras de micronutrientes essenciais na nossa dieta, pois possuem uma proporção adequada de ômega 6 e ômega 3 e também promovem melhor funcionamento celular, contêm bastante lipídios de alta qualidade e melhoram a sensibilidade à insulina. Estão proibidos os óleos vegetais, como o de soja, canola, milho e margarina, entre outros, porque o processo pelo qual são extraídos é nocivo à saúde, cheio de gorduras ômega 6 oxidadas, gorduras trans, além de serem submetidos a altíssimas temperaturas, o que destrói mais ainda essas gorduras frágeis.

- **Leite e derivados**: esta é uma zona de cautela em sua dieta. Preze pelo consumo moderado de queijos, iogurte e, principalmente, manteiga. A melhor maneira de saber se os derivados de leite funcionam para você é simplesmente experimentar: pare o consumo por completo de leite e derivados por cerca de um mês e depois reintroduza, e observe como se sente, seu sistema imune e seus níveis de insulina e IGF-1 no sangue (quando altos, eles aumentam o risco de câncer e doenças cardíacas). Se houver desconforto ou insulina alta, é melhor evitar, principalmente o leite, que é o menos tolerado devido ao seu alto teor de lactose, além de outros fatores. É bom lembrar que cerca de 65% da população é intolerante à lactose, em maior ou menor grau. Qualquer que seja sua decisão, é importante ressaltar que os laticínios fermentados integrais e sem açúcar, o creme de leite e a manteiga são a melhor forma de consumo deste grupo de alimentos, pois são mais facilmente digeridos e tolerados que o leite por possuírem pouquíssima lactose e apenas resquícios da proteína do leite.

- **Carboidratos:** o consumo de carboidratos é limitado na dieta ancestral, e por isso recomenda-se cerca de 30 a 50 g por dia na cetogênica, salvo em caso de atletas, esportistas ávidos ou praticantes de certos métodos de jejum mais rigorosos. Nesse caso, 50 a 90 g de carboidratos por dia podem ser mais adequados para repor a energia e ainda manter um estado de cetose (veja mais detalhes sobre a cetogênica para esportistas logo adiante). As fontes de carboidratos na dieta cetogênica podem ser provenientes de frutas pobres em carboidratos, legumes diversos, tubérculos e raízes pobres em carboidratos, como abóbora, cenoura e beterraba (possuem até 9 g por 100 g de alimento) e um pouco de tubérculos mais ricos em carboidratos se a dieta for para esportistas assíduos, como batata-doce, mandioca, mandioquinha e inhame, ou mesmo um pouco de leguminosas bem cozidas, como feijão e grão-de-bico.

Grãos são absolutamente grandes vilões da alimentação moderna!

Cereais como o trigo e seus derivados, mesmo em sua forma integral, são potencialmente desastrosos para a saúde e garantem o aumento de gordura corporal. Basicamente, nossos ancestrais não consumiam muitos grãos, pois eles possuem baixo custo-benefício de produção sem as tecnologias modernas, salvo em algumas culturas que encontraram formas de prepará-los em quantidades mais limitadas e em períodos de escassez de alimentos mais próprios para o consumo humano, como a carne de caça. Para minimizar o consumo de antinutrientes nocivos, esses "alimentos de sobrevivência" eram germinados, fermentados e cozidos para desativar seus antinutrientes, já que eles mantêm muitas dessas propriedades tóxicas sem fermentação e preparo adequado.

Além disso, o alto índice glicêmico dos grãos aumenta a produção de insulina e glicose, o que é muito nocivo à saúde. Estudos demonstram[5] que animais que produzem menos insulina, via alimentação adequada ou genética, vivem mais.

- **Açúcar:** mais um vilão da atualidade! O açúcar danifica o sistema imunológico, pois prejudica o funcionamento dos glóbulos brancos; diminui a sensibilidade da leptina, um hormônio crítico para a regulação do apetite; aumenta os radicais livres em seu corpo; é um "combustível" para o aumento das células cancerígenas e causa o acúmulo de gordura corporal. São razões suficientes para riscá-lo da sua dieta?

RECAPITULANDO...

- Carnes estão liberadas dentro do aporte calórico ideal para você. São fontes alimentares extremamente nutritivas.
- Carnes diversas com alto teor de gordura, como picanha, salmão, coxa de frango, entre outras, estão liberadas na quantidade certa, que para algumas pessoas é à vontade, mas para outras, com metabolismo mais lento, deve ser moderada (300 a 400 g por dia).
- Nossos ancestrais eram tipicamente caçadores e coletores, por isso consumiam todos os tipos de frutas que se apresentassem saborosas em seu estado cru e natural. Morango e limão são as menos carregadas em açúcar.
- Consuma até 30 gramas de oleaginosas por dia, se quiser.
- Leite e derivados estão na zona de cautela da sua dieta. Preze pelo consumo moderado de queijos e iogurte, mas consuma mais calorias na forma de manteiga, principalmente.

- Em caso de intolerância ou doença autoimune, evite derivados do leite como queijos, iogurtes e o próprio leite, e preze pelo consumo de manteiga ou *ghee* (manteiga clarificada empregada na culinária indiana).
- É bom lembrar que cerca de 65% da população é intolerante à lactose, mas o único alimento que tem quantidades altas de lactose é o leite, sendo que o iogurte é moderado em lactose (queijo tem pouco, creme de leite menos ainda e manteiga *ghee* praticamente não tem lactose).
- O consumo de carboidratos é limitado na dieta ancestral e por isso recomenda-se cerca de 30 a 50 g por dia na cetogênica, salvo em caso de atletas ou esportistas.
- Grãos são absolutamente grandes vilões da alimentação moderna! Cereais como o trigo e seus derivados, mesmo em sua forma integral, são potencialmente desastrosos para a saúde e para o ganho de peso.
- Açúcar é o vilão da atualidade, prejudica o sistema imune, fomenta o câncer e alimenta a fome.

Como otimizar a perda de peso com a dieta cetogênica

Recebo mensagens de leitores dos meus livros, do blog e do canal no YouTube, muito felizes com os resultados obtidos com a dieta. No entanto, acho importante ressaltar alguns pontos para otimizar os resultados e evitar algumas armadilhas comuns entre novos adeptos.

Sobre verduras e legumes nas refeições

Embora muito menos nutritivos que as fontes animais, os vegetais têm diversos fitoquímicos, polifenóis e antioxidantes que, em certos casos, podem ser úteis à saúde, além de possuírem poucos carboidratos e baixo índice glicêmico, o que previne variações glicêmicas. Vegetais cozidos ajudam mais na saciedade do que vegetais crus, então não consuma apenas salada, coloque legumes no seu prato.

Mas consumir legumes não é só alegria. Algumas pessoas podem ter problemas de alergia e autoimunidade ao consumir certos tipos de vegetais, portanto seja mais seletivo se você for uma delas e se tiver, por exemplo, tireoidite de Hashimoto, artrite e artrose, eczema, lúpus e esclerose múltipla. A família de vegetais das solanáceas é a mais problemática e inclui, por exemplo, berinjela, pimentas, pimentão, batata e certos condimentos. Sugiro que eles sejam evitados ou seu consumo seja moderado ao máximo, inclusive para aqueles sem doenças autoimunes.

Vale lembrar que em torno de 15% a 20% da população sofre de doenças autoimunes e alergias, e uma parcela muito grande possui processos subjacentes não diagnosticados[6].

Não deixe de fazer atividades físicas diariamente

Você, provavelmente, não está fazendo atividades físicas diariamente. Não esqueça: para nossos ancestrais, todo dia era dia de trabalho.

Nossos ancestrais caminhavam, em média, mais de 10 km por dia, com base em estudos de sociedades primitivas atuais. Treino de baixa intensidade (de 55% a 70%) de frequência cardíaca era a atividade física mais praticada por nossos ancestrais, o que permite melhor economia de energia e maior integração com a natureza, sem gerar grande quantidade de estresse no organismo.

Treino de musculação de duas a cinco vezes por semana é essencial. Pesquisas mostram que o treino de resistência não só promove ganho de massa muscular, como acelera o metabolismo e queima gordura. Esqueça as atividades aeróbicas intensas e longas para emagrecer. Elas podem aumentar a fome e deixá-lo mais estressado (a não ser que goste muito do esporte). Em vez disso, foque a musculação, as caminhadas longas e o treino intervalado.

Faça treino intervalado (*sprint*/tiros) pelo menos uma vez a cada sete ou dez dias. Pesquisas demonstram que apenas sete ou oito séries de tiros com intervalo de um minuto promovem uma queima de gordura similar a uma corrida de uma hora e maior ganho de massa muscular. Compare os atletas de tiro com os de longa distância. Os tiros de corrida fazem parte das atividades físicas mais eficazes em termos de queima de gordura. Nenhuma modalidade emagrece e seca mais que os tiros com treino de musculação. Nossos ancestrais tinham que fazer tiros para fugir de predadores e para perseguir animais com certa regularidade, mas atualmente o caminho até a padaria é muito mais frequente!

Durma bem todos os dias

A privação do sono causa a liberação de cortisol, que, como já foi dito, leva ao acúmulo de gordura. O maior pico sanguíneo do hormônio de crescimento (que ajuda a queimar gordura) ocorre durante o sono profundo. Tenha, pelo menos, de sete a oito horas de sono por noite.

Não beba sucos que não sejam cetogênicos

Nossos ancestrais não tinham a tecnologia para processar as frutas e fabricar o suco. Não disponibilizavam de quantidades abundantes de frutas durante o ano todo, em diversas regiões ao redor do globo e certamente nas eras do gelo. Além disso, as frutas eram selvagens, o que significa que eram mais fibrosas e menos doces que as de hoje em dia, que passaram por melhoramentos ao longo de muitos anos de cultivo. Isso significa que devemos consumi-las de maneira natural, o que mantém as fibras, que geram menor impacto glicêmico no sangue. Além disso, resulta em consumo mais moderado de açúcar que os sucos. Por ser líquido, o suco é bem mais fácil de ser consumido, por isso é ingerido em grande quantidade ao longo do dia.

A cetogênica permite o consumo de uma ou duas frutas de porte médio por dia, como maçã, ameixa, pêssego, kiwi ou pera. Frutas como limão, maracujá, morango e mexerica podem ser mais consumidas na cetogênica por possuírem menos carboidratos. Já as frutas como banana, manga, melão, melancia e abacaxi devem ser excluídas ou consumidas em quantidades mínimas por serem mais ricas em carboidratos.

Não consuma oleaginosas demais

Coma menores quantidades de gorduras poli-insaturadas ômega 6 desses alimentos e evite o excesso calórico que eles podem proporcionar. Consuma suplementos de ômega 3, como óleo de peixe, óleo de fígado de bacalhau ou óleo de Krill diariamente (uma colher de chá de linhaça é bom, mas não é suficiente, pois não possui os ácidos graxos DHA e EPA). Oleaginosas em geral, como castanhas-do-pará e amêndoas, apesar de serem ricas em alguns nutrientes, possuem um aporte calórico muito alto, portanto consuma até 30 g por dia.

Limite o consumo de oleaginosas, principalmente as torradas, pois sua gordura foi submetida à oxidação com o aquecimento, e a absorção das calorias do alimento se torna maior. Não recomendo amendoim, já que é mais rico em ômega 6, pois essas gorduras poli-insaturadas são mais sujeitas à oxidação que as gorduras saturadas e monoinsaturadas, causando prejuízo à saúde. Além disso, muita gente tem alergia a amendoim, rico em micotoxinas, como aflatoxinas e antinutrientes, que desencadeiam reações autoimunes e alérgicas, como as lectinas.

Livre-se de alguns vícios

O consumo de trigo com açúcar age nas áreas de recompensa de nosso cérebro como um opioide, gerando prazer, similar ao efeito da cocaína nos ratos de laboratório. Com o tempo, o consumo de grãos refinados e doces leva à produção excessiva de dopamina e noradrenalina no cérebro, neurotransmissor ligado à motivação, à recompensa e ao comportamento. Ou seja, nosso cérebro se torna dependente do consumo desses alimentos, que foi demonstrado em vários estudos, como o de Ludwig e sua equipe, em 2013, chamado "Efeitos do índice glicêmico da dieta nas regiões do cérebro relacionadas à recompensa e desejos em homens"[7]. Seu consumo gera grande impacto nos níveis de glicose sanguínea e resulta em desequilíbrios hormonais, como os hormônios leptina e insulina, o que proporciona ganho de peso e aumento da fome.

A leptina é o hormônio responsável pelo controle do apetite e queima de gordura. O nível de leptina circulante é proporcional à quantidade de gordura que o corpo carrega, ou seja, menor nível de leptina é igual a menor nível de gordura corporal. O ideal é proporcionar ao nosso corpo uma alimentação que permita maior sensibilidade à leptina e à insulina, para que os receptores de leptina do hipotálamo (região do cérebro) respondam a ela de maneira mais eficiente e você se sinta mais saciado com os alimentos saudáveis.

**Sem dor não há recompensa (*no pain, no gain*).
Torne, então, sua dor tolerável e até gostosa...**

Por um tempo você poderá sentir "dor", mas ela passará. Você sentirá mais dor em longo prazo, se você não sentir dor agora. É como tomar um remédio com gosto ruim! O gosto é péssimo, mas se você não tomar será pior depois. A dor de agora não é nada comparada com a dor que sentirá depois. Uma vida sedentária sempre cobra de você; ela tem um preço muito alto, mas as pessoas preferem fingir que não estão pagando nada.

Nos primeiros dias seguindo o plano da dieta cetogênica, você poderá sentir a sensação de que falta alguma coisa para terminar de comer, pois ainda está viciado em carboidratos. Isso é sinal de que você irá emagrecer se continuar com a dieta, pois seu corpo está mudando, num fenômeno chamado *setpoint* (ponto de equilíbrio de peso), que está sendo estabelecido pelo seu novo padrão de consumo.

Isso significa que você atingiu um ponto em que, apesar de ter consumido calorias suficientes para estar bem nutrido, ainda não se sente saciado, pois por enquanto seu corpo não aprendeu a responder aos hormônios leptina e insulina de maneira mais eficiente, o que pode levar um tempo depois de começar a dieta.

Se você está acima do peso, é quase garantido que tem certo nível de resistência à leptina e à insulina. Após anos comendo grãos e açúcar, seu corpo ainda precisa produzir grandes quantidades de leptina para que você se sinta saciado e, como consequência, você terá a sensação de que precisa comer mais. Lembre-se: o objetivo não é aumentar os níveis de leptina, mas fazer com que seu corpo responda a ela de maneira mais eficiente.

Você não irá consumir os mesmos alimentos ricos em carboidratos que costuma consumir e, consequentemente, não produzirá leptina suficiente para que se sinta saciado. Nesse caso, já que é menos sensível a leptina e insulina, você responde a ela de maneira menos eficaz. Assim, é preciso produzir mais para se sentir saciado, que é resultado de anos consumindo uma dieta rica em açúcar, grãos e alimentos refinados. Então você terá que engolir o remédio para se curar e quebrar esse ciclo vicioso.

Mas, felizmente, uma dieta cetogênica bem formulada proporcionará mais saciedade do que qualquer outra. Lembre-se: uma das funções do hormônio leptina é gerar a sensação de saciedade, o que não somente depende do quanto estamos comendo, mas do que estamos comendo. O alto consumo de alimentos altamente palatáveis e de elevada carga glicêmica, como grãos, açúcar e alimentos processados, com o tempo diminui a capacidade do corpo responder à leptina de maneira mais eficiente, gerando menor saciedade com quantidades mais ideais de alimentos. Nesse caso é preciso consumir altas quantidades de alimentos para se sentir saciado.

Em outras palavras, você desenvolveu um hábito alimentar ao longo dos anos que torna a perda de peso um pouco mais difícil no começo, pois, ao perder peso, você entrará em um estado de relativa insuficiência de leptina. Isso quer dizer que terá de aguentar firme e forte, em um estado de relativa redução de saciedade, até que seu corpo se adapte a níveis mais baixos de leptina e insulina e se torne mais apto a responder a esses hormônios. Esse é um dos motivos pelos quais muitas pessoas voltam a engordar depois de emagrecer por um tempo, o chamado "efeito ioiô" ou "efeito sanfona".

Desse modo, é importante que você disponha de certas ferramentas que o ajudarão a se manter firme durante o período de transição. Nessa fase é comum nos sentirmos inquietos, agitados após as refeições, o que naturalmente acontece quando estamos emagrecendo bastante, pois para nosso cérebro, no hipotálamo, é como se estivéssemos com fome ainda, o que significa que devemos continuar "procurando alimentos", que é o que nosso cérebro está programado para fazer na ausência de alimentos.

O cérebro luta contra a perda de peso, pois ele está defendendo um *setpoint* (ponto de equilíbrio) de gordura corporal mais alto. A evolução está contra o homem moderno, nesse aspecto, quando o ser humano está viciado em carboidratos ou substâncias químicas. Ele quer sempre mais.

Entretanto, essa "dor" ou desconforto pode ser transformada em prazer, ao pensarmos nos benefícios à saúde proporcionados pela dieta e se nos atermos ao fato de que essa dependência química irá passar aos poucos, até que seja quase que permanentemente erradicada.

Ao usar essa inquietação como motivação extra para acalmar a mente, de maneira a desviar a atenção da sensação de fome, seja por meio de atividades físicas de baixa frequência cardíaca, como uma caminhada, seja uma leve pedalada ou qualquer outra atividade que lhe dê prazer, você rapidamente poderá ativar os centros de prazer do cérebro com atividades estimulantes e prazerosas, porém mais naturais e saudáveis que os carboidratos refinados.

Com o tempo o corpo se torna mais eficiente em responder à leptina e à insulina. E o resultado é sempre surpreendente. Conseguimos ser muito mais eficientes ou produtivos em nossas atividades diárias, ao contrário da típica sensação de preguiça, sono e falta de energia após uma refeição hipercalórica rica em grãos.

Provavelmente devido ao fato de os alimentos altamente palatáveis serem tão raros para nossos ancestrais durante mais de 99,99% do tempo de evolução de nossa espécie, é uma condição inerente ao organismo humano não resistir a esses alimentos, pois eles significam maior disponibilidade de energia, logo, maiores chances de sobrevivência. Infelizmente, o acesso fácil e constante a esses alimentos favorece a resistência à leptina e à insulina, desenvolvida no processo de se tornar obeso ou acima do peso.

Existem muitos outros fatores que influenciam nosso *setpoint*, como o excesso de carboidratos, toxinas como o glúten, micotoxinas, exposição a bactérias nocivas, a saúde da flora intestinal, que não só estão ligados à desregulação da leptina e da insulina como estão relacionados às mudanças neuroquímicas e hormonais na parte do cérebro envolvida no controle do peso e dos níveis de gordura corporal. Portanto, devemos nos ater ao plano cetogênico e evitar o consumo de grãos e outros alimentos nocivos à saúde, para minimizar os males causados por eles e restabelecer nosso ponto de equilíbrio de peso.

Consuma quantidades moderadas de laticínios

O consumo de laticínios em geral, exceto manteiga e creme de leite, gera maior produção de insulina, apesar de terem baixo índice glicêmico. Estudos, como o de Eugenio e sua equipe em 2020, chamado "Associação da ingestão alimentar de leite e produtos lácteos com as concentrações sanguíneas de fator de crescimento semelhante à insulina 1 (IGF-1) em adultos da Baviera"[8], têm demonstrado que o leite gera maior resposta insulinêmica, tanto desnatado quanto integral, supostamente devido ao seu perfil de aminoácidos e à lactose (a gordura gera menor resposta insulinêmica). Sendo assim:

- Opte pela manteiga, creme de leite ou um pouco de queijo amarelo (umas 50 g por dia), pois são alimentos extremamente saudáveis, ricos em vitaminas lipossolúveis, vitamina A, vitamina D, vitamina K2, vitamina E, gorduras saturadas de altíssima qualidade, como o ácido graxo esteárico, e são muito ricos em ácido linoleico conjugado, que possivelmente protege contra o câncer.

- Consuma iogurte integral, de preferência orgânico e *in natura*, e somente em quantidades moderadas (geralmente até uma porção por dia) e sem açúcar (verifique no rótulo).

- Se você perceber alergia, acne ou outras reações negativas ao consumir laticínio, como leite, iogurtes e queijos, substitua-os por manteiga orgânica e outras gorduras saudáveis, como óleo de coco, abacate, chocolate 80%, azeite de oliva e gordura animal.

- Não consuma leite e laticínios desnatados. Existe uma série de estudos epidemiológicos demonstrando uma relação entre o consumo de laticínios desnatados (o famoso *light* ou *diet*) com um risco maior de doenças cardíacas, já que a gordura saudável do alimento é substituída por açúcar, o que está diretamente ligado à síndrome metabólica e à resistência à insulina. Isso acontece, em grande parte, por conterem muito açúcar, mas possivelmente por não possuírem também nutrientes essenciais da gordura do alimento.

- Consuma proteína animal antes ou após atividades físicas intensas. *Whey Protein* concentrado ou isolado, se optar. Mas para reduzir sua insulina, evite o *Whey* e troque por colágeno, ovos ou filés. Meia dose de *Whey* algumas vezes na semana pode ser boa opção para não produzir muita insulina e IGF-1, além de minimizar possíveis insensibilidades ao alimento.

Elimine os grãos, assim como o açúcar de mesa e os óleos industrializados

É importante eliminar os grãos da dieta. Se quiser, consuma quantidades muito moderadas de leguminosas, como feijão, lentilha e grão-de-bico muito bem cozidos na panela de pressão. Algo como duas colheres de sopa por refeição, que fornecem em torno de 10 g de carboidratos de baixo índice glicêmico.

Apesar de as leguminosas serem ricas em alguns nutrientes e possuírem mais proteína que os grãos, elas contêm antinutrientes, como lectinas, fitatos, oxalatos, entre outros, que podem impedir a absorção dos próprios nutrientes e causar reações autoimunes quando não são bem cozidos na pressão e após terem sido deixados de molho em água. Os antinutrientes são reduzidos com o aquecimento, a fermentação e a germinação, mas não são eliminados.

Leguminosas são boas fontes de fibras e são moderadas em carboidratos. Se for consumir, deixe de molho na água na noite anterior e cozinhe bem na panela de pressão. Duas colheres de sopa de feijão ou outras leguminosas por refeição podem ser compatíveis com a cetogênica e até torná-la mais fácil, contanto que, obviamente, não sejam acompanhadas de arroz e outras fontes de carboidratos.

Elimine todos os alimentos processados

Aditivos sintéticos, corantes, adoçantes, sabores artificiais e glutamato monossódico. Resumindo, seja totalmente desconfiado de tudo que vem numa embalagem com um rótulo. Se vem em uma embalagem, é muito provável que não deva ser consumido, embora alguns alimentos de verdade possam estar empacotados.

Coma filés e ovos orgânicos

Essa é a base da sua dieta, mas a refeição pode estar acompanhada de verduras e frutos do mar.

Não frite nada para não reduzir a qualidade da gordura e produzir radicais livres, mas você pode refogar com manteiga e óleo de coco, que são mais estáveis. Tente não cozinhar por muito tempo em temperatura muito elevada. Óleo de linhaça e óleos processados, como os de girassol, canola e soja, não devem ser usados para cozinhar. Margarina, não preciso nem falar.

Evite fazer lanchinhos durante o dia

Para emagrecer de forma mais efetiva, o ideal é manter duas ou três refeições por dia, mas se for fazer um lanchinho, tente comer alguma fruta de porte médio: abacate, um pouco de castanhas, ou chocolate 80%, queijo ou iogurte sem açúcar.

Alto consumo de gordura é ótimo, mas não muito além das gorduras dos próprios alimentos

Acima de 50% das calorias diárias é o mínimo em uma dieta cetogênica, para obter resultados melhores na perda de peso. Consuma menos de 15% das calorias na forma de carboidratos e 15% a 35% de proteínas, dependendo do aporte calórico da dieta. O teor calórico pode variar muito de pessoa para pessoa, podendo chegar a 1.000 calorias, nos casos mais difíceis, e acima de 2.500 para esportistas e atletas.

Deixe de dar desculpas

Você não tem desculpas para não fazer ou para abandonar a dieta. Mas quando a questão é saúde, ela deve ser sua prioridade e não uma opção. É muito fácil comer ovos cozidos no café da manhã, em vez de suco com torrada, ou mesmo meia dose de *Whey protein* com abacate (colágeno com abacate, cacau e limão também funcionam). Basta um pouco de força de vontade no início para mudar os hábitos, até que vire um hábito muito fácil. Se você estiver em um nível mais avançado, não irá nem precisar de café da manhã, pois não sentirá fome de manhã e começará a ter vontade de se alimentar lá pelas 11 horas ou mais. Nesse caso, estará preparado para o jejum intermitente diário.

É hora de parar de achar que tudo é difícil e realmente se concentrar nos benefícios e na facilidade da dieta. Mesmo com pouco tempo para se exercitar e para cozinhar é possível adotar um estilo de vida ancestral com uma dieta cetogênica, basta um mínimo de planejamento e força de vontade. Quanto mais tempo adotar esse estilo de vida, mais fácil ficará seguir esses princípios. Tudo é uma questão de hábito. Espero ter ajudado com essas dicas e que você continue me acompanhando no YouTube ou no meu *podcast*, após terminar de ler este livro. Lembre-se: sua jornada está apenas começando.

RECAPITULANDO...

- Consuma legumes cozidos para acompanhar as carnes, caso queira soltar mais o intestino ou se sentir um pouco mais saciado.
- Legumes não são uma panaceia. Você não é obrigado a comer legumes, pois eles são muito inferiores às fontes animais de alimentos. Consuma apenas para obter variedade de sabor.
- Consumir legumes não é só alegria. Algumas pessoas podem ter problemas de alergia e autoimunidade com certos tipos de vegetais, portanto seja mais seletivo se você for uma delas e tiver, por exemplo, tireoidite de Hashimoto, artrite, eczema, lúpus ou esclerose múltipla.
- Não frite nada para não reduzir a qualidade da gordura e produzir radicais livres, mas você pode refogar com manteiga e óleo de coco, que são mais estáveis.
- Não consuma leite e laticínios desnatados, pois são pobres em nutrientes, portanto inferiores.
- Duas colheres de sopa de feijão ou outras leguminosas por refeição podem ser compatíveis com a cetogênica e até torná-la mais fácil, contanto que, obviamente, não sejam acompanhadas com mais carboidratos.
- Evite fazer lanchinhos durante o dia. Tente se limitar a duas ou três refeições ao dia. Mas, se for esportista, talvez queira adicionar mais uma refeição pequena.
- Você pode consumir queijos, mas coma moderadamente.
- A "dor" de começar uma dieta, às vezes é como a "dor" de parar de fumar. Mas você não tem escolha.

- A dieta cetogênica e *low-carb* é a dieta que mais sacia e gera prazer.
- Elimine todos os alimentos processados, exceto em casamentos ou comemorações especiais.
- Acima de 50% das calorias diárias na forma de gordura é o mínimo em uma dieta cetogênica.
- Consuma menos de 15% das calorias na forma de carboidratos e 15% a 35% de proteínas, dependendo do aporte calórico da dieta.
- O teor calórico pode variar muito de pessoa para pessoa, podendo chegar a 1.000 calorias nos casos mais difíceis e mais de 2.500 para esportistas e atletas.
- O consumo de trigo com açúcar age nas áreas de recompensa de nosso cérebro como um opioide, gerando prazer similar ao efeito da cocaína nos ratos de laboratório.
- Você não tem desculpas. Quando a questão é saúde, ela deve ser sua prioridade e não uma opção.

Como perder peso e ter barriga tanquinho

Já vi muitos blogs de pessoas postando fotos seminuas com o objetivo de fazer autopromoção. Sempre achei isso um pouco esnobe e destituído de um propósito maior, se não exibicionismo. Costumava criticar essas pessoas, mas logo eu me encontrei fazendo o mesmo em meu blog! Porém, ao menos com algum propósito. O de mostrar ao leitor os benefícios estéticos da dieta cetogênica aliada a exercícios abdominais. É possível, com muita facilidade, ter um abdome sarado. Você vai saber como ter um abdome sarado também, ou pelo menos ficar bem mais magro.

Passo 1: Faça a transição para a cetogênica e depois otimize-a!

É possível ter um abdome sarado sem fazer abdominais e exercícios físicos, porém ele não ficará tão ressaltado. Seu metabolismo se beneficiará incrivelmente com a dieta cetogênica e seus hormônios trabalharão de maneira sinergética a seu favor. Eu, como milhares de pessoas, nunca tive um abdome sarado até começar a seguir uma dieta com princípios ancestrais como a cetogênica.

- Não consuma grãos e carboidratos de alta carga glicêmica

A eliminação do trigo e do açúcar é o ato que contribuirá mais para a perda de gordura localizada, seguida da eliminação ou diminuição do consumo de outros grãos, como o arroz. Os cereais, doces, sucos e farináceos estão diretamente relacionados a um maior acúmulo de gordura visceral (gordura abdominal e das vísceras).

A ingestão de carboidratos de alta carga glicêmica e óleos processados são os principais fatores que determinam a composição corporal. O consumo excessivo de carboidratos gera danos metabólicos, de modo a causar reações químicas e hormonais envolvidas no acúmulo de gordura corporal e no aumento da inflamação.

O consumo de açúcar fará com que seu fígado libere triglicérides na corrente sanguínea, o "colesterol ruim", gerando acúmulo de gordura abdominal e aumentando seu risco de infecções e doenças crônicas e degenerativas, que mais matam o homem moderno. Portanto, mantenha o seu consumo de carboidratos abaixo de 50 g, ou de 90 g por dia se for um esportista assíduo, incluindo fontes de carboidratos saudáveis, como vegetais diversos, abóbora, beterraba, cenoura, coco em pedaços, abacate e uma ou duas frutas diárias de porte médio ou baixas em açúcar (limão, morango, maracujá).

- Não consuma óleos vegetais industrializados

Óleos vegetais industrializados são ricos em gorduras poli-insaturadas ômega 6 e gorduras trans, que causam resistência à insulina, câncer e outras doenças. Eles também estão relacionados a um maior acúmulo de gordura visceral (abdominal). São, entre outros, os óleos de soja, girassol e canola.

- Consuma gorduras saudáveis na quantidade certa

Treine seu corpo a usar a gordura como fonte de energia em vez de glicose. A gordura é o combustível preferido pelo metabolismo para ser usado como fonte de energia e tem sido assim durante a maior parte de nossa evolução como espécie. Supostamente devido à grande disponibilidade de gordura para ser consumida ao longo de milhares de anos e à baixa disponibilidade de carboidratos, a capacidade de nosso corpo de estocar glicogênio (longas moléculas de glicose que servem como principal meio para o corpo estocar glicose) se tornou muito pequena, de modo que agora temos que estocar os carboidratos como gordura corporal quando o limite de estocagem é excedido.

Em outras palavras, nosso corpo, órgãos e músculos têm uma capacidade limitada de estocar glicogênio, em torno de 500 g nos músculos e 120 g no fígado. Isso significa que, se consumirmos muitos carboidratos, é quase certo que excederemos a capacidade do nosso corpo estocar glicogênio, e esse excesso será convertido em gordura corporal. Obviamente isso significa que é preciso minimizar o consumo de carboidratos da alta carga glicêmica para não ganhar peso em forma de gordura.

Ao consumir menos carboidratos e mais gordura, você passará a queimar gordura em vez de glicose como fonte de energia. O nosso corpo é adaptado a produzir quantidades suficientes de glicose endogenamente, ou seja, por meio da energia já estocada e de fontes alimentares, como as proteínas e gorduras, por um processo chamado gluconeogênese, pelo fígado, processo necessário para a produção diária de energia, certamente não necessitando do consumo de açúcar ou carboidratos convertidos em glicose. Assim como o fígado, o cérebro está adaptado para usar a maior parte de sua energia através de corpos cetônicos e o resto pela glicose que foi convertida da gordura e de proteínas consumidas.

Ao contrário do que muitos pensam, a dependência do consumo de glicose (carboidratos) como fonte de energia, em vez da gordura, torna o indivíduo suscetível a desenvolver sobrepeso e diversos problemas metabólicos em longo prazo, como a resistência à insulina, leptina, síndrome metabólica, entre outros problemas de saúde.

Óleo de coco, abacate, azeite e manteiga correspondem a mais de 600 calorias do meu consumo diário. As pessoas com os músculos mais definidos que eu conheço consomem muito desses alimentos. Assim sendo, tenha o objetivo de consumir mais de 50% das calorias diárias em forma de gorduras saudáveis. Caso você tenha resistência à insulina, metabolismo mais lento ou genética "desfavorável", consuma menos óleos e foque mais as gorduras dos próprios alimentos.

Se você seguir esse primeiro passo de maneira correta, provavelmente já terá um abdome magro e um pouco definido ou estará prestes a tê-lo ao seguir o segundo e o terceiro passos.

Passo 2: Faça musculação e abdominais de maneira correta

Quando o objetivo é desenvolver os músculos do abdome de forma rápida e eficiente, é preciso fazer mais força e menos repetições, assim como qualquer treino de hipertrofia. Para isso, você tem que colocar bastante peso no seu tronco, senão pode demorar muito para terminar o exercício e desanimar.

Não tem segredo. No meu caso, normalmente faço um exercício para o abdome diariamente, em média quatro séries de 10 a 15 repetições por dia, de acordo com o peso que carrego no meu tronco e com o tipo de exercício, em torno de 20 kg sobre o tronco na cadeira inclinada, além de outros tipos de abdominais para a parte inferior e superior.

Você não precisa fazer o mesmo exercício abdominal diariamente e com certeza não irá começar com a mesma carga também, mas sempre dê prioridade a exercícios que exijam muita força para ganhar músculo e queimar gordura.

Para o resto do treino, sugiro que não se atenha a exercícios que não enfatizem força, que exijam muitas repetições por série. Faça séries curtas de 8 a 12 repetições com bastante carga e intensidade. Se você seguir o primeiro e o segundo passos de maneira correta, provavelmente terá um abdome sarado ou estará prestes a conquistá-lo se seguir o terceiro passo.

Passo 3: Faça musculação pelo menos três vezes por semana

Diversas pesquisas mostram que o treino de força não só promove ganho de massa muscular, como acelera o metabolismo e promove a queima de gordura.

Diversos exercícios do treino de musculação exigem do abdome e não somente os abdominais, por isso, em muitos casos, não basta fazer abdominais. Eles influenciam bastante o crescimento muscular e a definição do abdome, como a alimentação e os próprios abdominais.

Além disso, é importante ressaltar que um treino de musculação completo traz mais benefícios para a saúde do que apenas o exercício abdominal. O fato é que exercício localizado não gera queima de gordura localizada, então não espere fazer abdominais para queimar gordura da barriga. Isso é ridículo. O abdominal apenas o fortalece e por isso é necessário fazer a dieta em primeiro lugar, em segundo lugar fazer musculação e complementar o treino com caminhadas nos outros dias.

Para informações sobre como preparar um treino de musculação, assista a meus vídeos no YouTube, ouça meus *podcasts* ou contrate um *personal trainer* competente e sempre faça os exercícios com a orientação de um profissional.

Mas se até agora você não desenvolveu um abdome mais definido, volte ao primeiro passo. Você não está seguindo a dieta corretamente ou fazendo o treino com intensidade e peso suficientes. Jejuns frequentes ou restrições calóricas podem ser mais recomendados no seu caso, além da restrição de carboidratos.

Faça treino intervalado também

Faça treino intervalado pelo menos uma vez cada sete ou dez dias. Pesquisas como o estudo australiano da Universidade de New South Wales, de 2017, demonstram que apenas sete ou oito séries de tiros de corrida com intervalo de um minuto, quando feitos corretamente, promovem uma queima de gordura similar a uma corrida de 50 minutos e maior ganho de massa muscular. Novamente, compare a musculatura e a definição dos atletas de provas curtas com os de longa distância. Lembre-se de que nossos ancestrais tinham que fazer tiros para encurralar animais e fugir de predadores com certa regularidade.

A boa notícia é que há milhares de resultados relatados por pessoas com a dieta *low-carb*. A notícia ruim é que, para ser justo com os leitores, devo admitir que nem todas as pessoas conseguirão ter um abdome sarado, isso devido a fatores genéticos. No entanto, com certeza podem ter uma cintura magra. Estou seguro de que, com o mínimo de determinação, você poderá facilmente alcançar esse objetivo se seguir corretamente esses passos.

Quando o assunto é ter um simples abdome definido, geralmente mais de 70% do resultado é devido à dieta, e o resto é determinado por exercícios físicos na forma e na intensidade certas. Se você está cético, tente a dieta cetogênica e veja com os próprios olhos.

Para aprender algo novo é preciso desaprender muito do que pensamos saber, caso contrário não existem descobertas e aprendizagem. Não tire conclusões baseadas nas experiências passadas, pois agora você está diante de um novo paradigma. A perda de peso por meio da dieta cetogênica gera resultados totalmente diferentes e duradouros, se comparada com outras dietas.

Se você já tentou perder peso ou ter um abdome definido com dietas tradicionais e não conseguiu chegar nem sequer perto, seja bem-vindo ao clube: eu e milhares de pessoas já tivemos a mesma experiência frustrante. Mas agora é diferente, pois você está prestes a adotar um novo paradigma que irá mudar sua vida. Boa sorte!

RECAPITULANDO...

- A maioria das pessoas pode, com muita facilidade, ter um abdome sarado com a dieta cetogênica.
- Ao consumir menos carboidratos e mais gordura, você passará a queimar gordura em vez de glicose como fonte de energia.
- O consumo calórico na cetogênica (gorduras, principalmente) varia de pessoa para pessoa.
- Óleo de coco, azeite, óleo TCM e manteiga correspondem a mais de 500 calorias do meu consumo diário, mas caso precise reduzir as calorias na cetogênica, use mais as gorduras das próprias carnes, abacate, coco etc.
- Supostamente devido à grande disponibilidade de gorduras ao longo de milhares de anos e à disponibilidade mais baixa de carboidratos, a capacidade de nosso corpo estocar glicogênio se tornou pequena.
- Órgãos e músculos têm uma capacidade limitada de estocar glicogênio, em torno de 500 g nos músculos e 120 g no fígado. Isso significa que, se consumirmos muitos carboidratos, esse excesso será convertido em gordura corporal.

- Não é preciso muito carboidrato para engordar. Foque as gorduras e o sucesso será garantido (principalmente com um mínimo de exercícios de força).
- Óleos vegetais industrializados são ricos em gorduras poli-insaturadas ômega 6 e gorduras trans, que causam resistência à insulina, câncer e outras doenças.
- Nossos ancestrais não consumiam "gorduras ruins" ômega 6 como o homem moderno.
- Quando o objetivo é desenvolver os músculos do abdome de forma rápida e eficiente, é preciso fazer mais força e menos repetições, assim como qualquer treino de hipertrofia.
- Normalmente faço um exercício para o abdome todos os dias, em média quatro séries de 10 a 15 repetições.
- Pesquisas mostram que o treino de força não só promove ganho de massa muscular como acelera o metabolismo e promove a queima de gordura.
- Diversos exercícios do treino de musculação exigem do abdome e não somente os exercícios abdominais. Por isso, em muitos casos, não basta apenas fazer abdominais.
- Faça treino intervalado pelo menos uma vez cada sete ou dez dias.
- É possível ter um abdome bonito sem fazer abdominais e exercícios físicos, porém ele não ficará tão ressaltado como ficaria com a musculação ou treinos intervalados.
- Por questões genéticas, não são todas as pessoas que conseguirão ter um abdome sarado. No entanto, com certeza podem ter uma cintura magra.
- Você está prestes a adotar um novo paradigma que irá mudar sua vida. Boa sorte!

Como seguir a dieta cetogênica: transição passo a passo

Antes de seguirmos para a transição passo a passo para a dieta, é importante você entender as faixas de consumo de carboidratos para saber exatamente onde seu consumo de carboidratos irá se enquadrar.

Veja na página seguinte a curva de carboidratos do Primal Blueprint, criada pelo biólogo e pesquisador Mark Sisson, feita para orientar as pessoas sobre as faixas de consumo de carboidratos que geralmente causam perda ou ganho de peso. Espero que sirva de orientação para o sucesso da sua dieta.

300 g ou mais por dia – zona de perigo!

Dieta americana (cereal, macarrão, arroz, pão, panquecas, refrigerantes, doces etc.). Alto risco de acúmulo de gordura, inflamação, aumento no índice de diabetes ou síndrome metabólica. Uma drástica redução nos níveis de grãos e outros carboidratos processados é crucial se você está nessa faixa, a menos que esteja treinando para uma maratona (o que adiciona diversos riscos à saúde).

Curva de carboidratos do Primal Blueprint

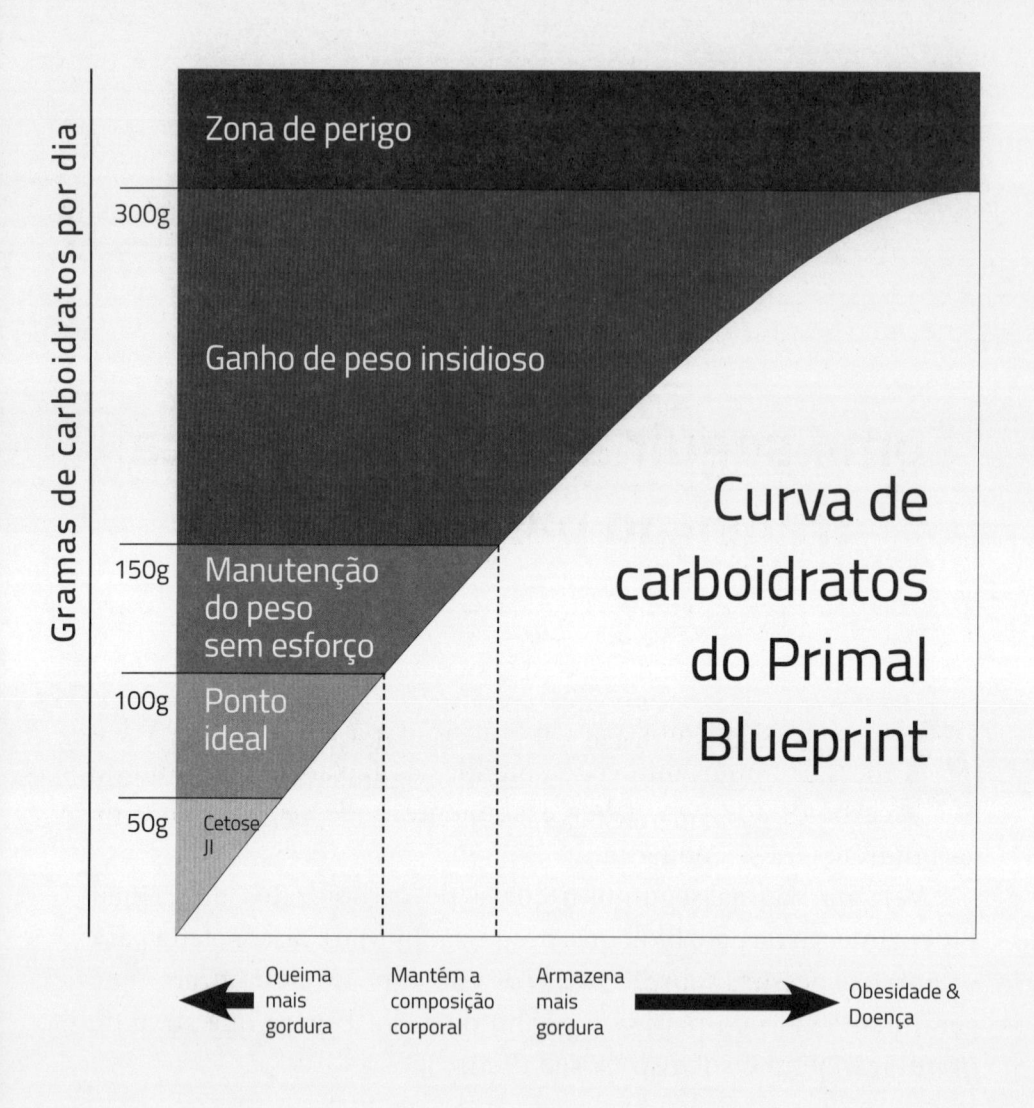

Gramas de carboidratos por dia:
- 300g — Zona de perigo / Ganho de peso insidioso
- 150g — Manutenção do peso sem esforço
- 100g — Ponto ideal
- 50g — Cetose

← Queima mais gordura | Mantém a composição corporal | Armazena mais gordura → Obesidade & Doença

150 - 300 g ou mais por dia – constante ganho de peso

Efeito constante na produção de insulina, o que impede a eficácia da queima de gordura e contribui para o aumento de doenças crônicas. Faixa irresponsavelmente recomendada por autoridades norte-americanas e brasileiras, que pode levar ao ganho estatístico de 0,7 kg de gordura por ano ao longo de 40 anos.

100 - 150 g por dia – faixa de manutenção de peso

Esta faixa, baseada no peso e no nível de atividade física, quando combinada com atividade física alta, permite que o corpo entre em estado constante de queima de gordura e desenvolvimento muscular. Faixa derivada de nossos ancestrais que viviam em climas tropicais, onde havia mais abundância de carboidratos derivados de frutas, raízes e alguns vegetais (sem grãos e açúcar).

50 - 100 g por dia – faixa para fácil e constante perda de peso

Nesta faixa você irá minimizar a produção de insulina (hormônio que nos faz engordar) e aumentar a queima de gordura. Pode incluir o consumo de carnes, peixes, ovos, nozes, um pouco de raízes, vegetais e poucas frutas. Você poderá perder em média de 0,5 kg a 2 kg por semana, até atingir seu peso ideal, e estará em cetose, se praticar esportes frequente e vigorosamente, ou poderá estar no limiar da cetose ou cetose mais leve, se mais sedentário. Se não atingir, vá para a faixa abaixo.

0 - 50 g por dia – cetose profunda e queima de gordura acelerada

Esta faixa é para quando você quiser acelerar a perda de gordura de maneira mais rápida possível e melhorar a saúde. Ideal também para diabéticos. Nesta faixa você poderá consumir carnes, peixes, ovos, nozes, vegetais e no máximo uma fruta de porte médio por dia ou frutas *low-carb*, como morango, limão, coco e abacate. Você pode adotar esta faixa de consumo em caráter mais permanente ou temporário, dependendo da genética e nível de atividade física. Caso seu metabolismo seja lento e o nível de atividade física baixo, esta faixa de consumo de carboidratos provavelmente é a ideal para você.

Transição passo a passo

De acordo com minha experiência, as opções de transição para a dieta cetogênica, a seguir, são as melhores para perder muita gordura, alcançar um melhor estado de saúde e maior longevidade. Na primeira opção você pode fazer uma transição mais suave, portanto ainda pode comer alguns alimentos que não fazem parte da dieta, em pequenas quantidades, como uma torrada e um pouco mais de carboidratos do que o permitido.

Veja na página seguinte as opções de transição e os cardápios sugeridos. Vale lembrar que são apenas sugestões básicas e que as quantidades podem variar de acordo com o nível de atividade física, peso, dados antropométricos e sexo. Há inúmeras opções além destas, mas vamos começar pelo cardápio mais comum e básico.

Opção 1 (transição lenta)

Café da manhã

- 1 fatia de pão com manteiga mais 2 ovos (caipiras ou enriquecidos com ômega 3).
- 1 fatia de pão com manteiga mais 1 iogurte integral (100 g) sem açúcar no rótulo (menos de 9 g), batido com meio abacate grande.
- 1 fatia de pão com manteiga mais meia dose de *Whey Protein* batido com meio abacate.
- 1 fatia de pão com manteiga mais 2 colheres de sopa de colágeno batido com meio abacate.

Bebidas: café ou chá com adoçante natural (estévia ou xilitol).

Almoço

Consuma em torno de 200 g de carne, peixe ou frango mais legumes à vontade e até 2 colheres de sopa de leguminosas, como feijão ou grão-de-bico.

Óleos: 1 colher de sopa de azeite, manteiga ou óleo de coco.

Bebidas: café ou chá com adoçante natural (estévia ou xilitol).

Sobremesa (opcional):

- 2 quadradinhos de chocolate, de preferência com alto teor de cacau (> 60%).
- 1 fruta de porte médio, como maçã, ameixa, pera ou mexerica.

Proibido o consumo de massas, batatas e carboidratos.

Lanche da tarde

- 1 iogurte integral (100 g), com baixo teor de açúcar (menos de 9 g).
- 25 g de castanhas.
- 1 fatia média de queijo (40 g).
- 1 fruta de porte médio.

Proibido o consumo de barrinha de cereal ou qualquer tipo de grão.

Jantar

Igual ao almoço, em opções e proporções.

Nesta fase de transição você poderá incluir até 150 g de tubérculos, como batata-doce, mandioquinha, cará, mandioca ou arroz e feijão. E, se quiser, adicione apenas meia taça de vinho tinto.

Nota: Legumes podem ser consumidos à vontade, exceto beterraba, cenoura e abóbora, em até 150 g por refeição. Evite beber suco de frutas (prefira as frutas in natura) ou tome limonada ou suco de morango. Proibido o consumo de açúcar, como doces e sobremesas comuns.

Opção 2 (transição rápida)

Café da manhã

- 2 ou 3 ovos (caipiras ou enriquecidos com ômega 3).
- 1 iogurte integral (100 g), com baixo teor de açúcar (menos de 9 g) batido com meio abacate.
- Omelete com 2 ovos e 2 fatias de bacon.
- Panqueca cetogênica com 2 ovos, 1 colher de sopa de farinha de coco e 1 de creme de leite (usar farinha de amêndoas ou farelo de aveia no lugar da farinha de coco, se preferir).
- Proteína em pó batida com 1 colher de sopa de cacau, meio abacate ou polpa de coco.

Opção mais avançada: jejum.
Proibidos pães, qualquer tipo de grão e carboidratos.

Almoço

A maior parte do seu prato deve consistir em carne, peixe ou frango e legumes. No restante você pode adicionar até 2 colheres de sopa de leguminosas, como feijão, lentilha ou grão-de-bico, até 150 g de tubérculos baixos em carboidratos, como cenoura, beterraba e abóbora, e no máximo 50 g de batata-doce.

Consuma 150 g a 200 g de carne, peixe ou frango e legumes à vontade.

Use 1 colher de sopa de azeite de oliva extravirgem, manteiga ou óleo de coco para cozinhar.

Sobremesa (opcional): 2 quadradinhos de chocolate, de preferência com alto teor de cacau (> 70%) ou uma fruta de porte médio, como maçã, kiwi, figo, pera ou morango.

Elimine todo o arroz que costuma consumir em seu prato e troque por legumes.

Proibido o consumo de massas e batata.

SEM LANCHE DA TARDE

Mas se ainda não estiver preparado, consuma:
- 1 iogurte integral (100 g), com baixo teor de açúcar (menos de 9 g).
- 50 g de queijo.
- Gelatina natural sem açúcar.
- 25 g de castanhas.
- 3 fatias finas de frios.
- Meia dose de *Whey*.
- Uma fruta de porte médio ou morango.
- 50 g de lascas de coco.

Proibido o consumo de barrinha de cereal ou qualquer tipo de grão.

> **Jantar**
>
> Igual ao almoço.
>
> - Meia taça de vinho tinto (opcional).

Se você escolheu a opção 1, após uma ou duas semanas passe para a opção 2.

Descubra quantos carboidratos você consome

Quem acompanha meu *blog* e canal no YouTube sabe que não conto calorias (apesar de saber aproximadamente quantas consumo por dia) e acredito ser a pior maneira de perder peso ou melhorar a saúde. Contar carboidratos também não deveria ser uma preocupação em um plano alimentar sustentável em longo prazo, pois uma vez que consumimos alimentos de verdade e vegetais com pouco amido (e quantidades bem modestas de batata-doce, feijão e leguminosas), naturalmente o consumo de carboidratos costuma ser bem baixo, provavelmente menos de 70 g por dia. No entanto, em alguns casos, por exemplo, indivíduos seguindo uma dieta cetogênica mais restritiva, diabéticos ou pessoas com câncer ou epilepsia, deve-se atentar mais aos detalhes para que seja possível obter maiores benefícios de tal regime alimentar.

Existem vários aplicativos que medem com certa precisão a quantidade dos macronutrientes (gordura, proteínas e carboidratos) consumidos na dieta, além da porcentagem de cada um deles em relação à quantidade total de calorias consumidas em determinado dia ou refeição, de acordo com os alimentos que colocar no aplicativo. Já que gosto de números, logo criei algumas planilhas.

O aplicativo que utilizo para fazer esse acompanhamento se chama My Fitness Pal, ou Fat Secret, que também estão disponíveis no computador. O manuseio é bem simples: é preciso fazer um cadastro rápido e em seguida adicionar suas refeições. Você deve procurar os alimentos em uma caixa de busca para adicioná-los em seguida. O aplicativo calcula uma meta de calorias automaticamente quando você se cadastra, mas não levo em conta, já que quase sempre erra, pois não considera diversos fatores importantes.

Vale ressaltar que, após fazer uma verificação, descobri que os números referentes a vitaminas, minerais, colesterol e gorduras monoinsaturadas estão completamente errados, enquanto o total de cada macronutriente (gordura, proteína e carboidrato) em geral está correto, com pequena margem de erro, embora seja um pouco maior para alguns alimentos específicos. Resumindo, dê atenção somente às gorduras, carboidratos, proteínas e calorias enquanto usar o aplicativo.

É interessante também ressaltar que existe uma variabilidade do consumo calórico ideal para cada pessoa. Dessa forma, após atingir sua meta de consumo de menos de 50 g de carboidratos e de consumo proteico por dia, fica fácil ajustar suas calorias para baixo, dependendo de quanto falta emagrecer.

A meta de consumo proteico diário, em geral, pode seguir a fórmula que enfatizo frequentemente: 1 a 1,3 g de proteína por quilo de peso corporal para os mais sedentários e 1,4 a 1,7 g por quilo de peso corporal para esportistas. Por exemplo, se você pesa 70 kg e faz exercícios quatro vezes na semana por uma hora, seria algo em torno de 105 g de proteína por dia (70 x 1,5 = 105). Dessa forma fica fácil atingir sua meta diária de carboidrato e proteína, faltando apenas definir quanto terá que consumir de gordura, e isso depende de quanto falta para você atingir o peso e a gordura corporal ideais.

Mulheres têm um nível de gordura corporal naturalmente muito superior ao dos homens, sendo que a gordura tende a ser localizada na parte inferior do corpo, enquanto nos homens fica na parte superior. Também existe uma variação entre indivíduos do mesmo sexo: alguns têm um nível mais baixo e outros mais altos de gordura corporal.

Algumas pessoas atingem saúde superior com um nível de gordura corporal mais alto do que outras. Por exemplo, algumas mulheres atingem 16% de gordura corporal sem prejudicar os hormônios e otimizando os marcadores de saúde. Já outras mulheres começam a sofrer alterações hormonais negativas com tal percentual de gordura e já conseguem otimizar os marcadores com 18% ou 20% de gordura, por exemplo. Mas, no geral, o ideal é manter um nível de gordura corporal de até 13% em homens e até 22% em mulheres.

Entretanto, restrições calóricas severas, sem consumo proteico adequado e sem exercícios, além de serem insustentáveis em longo prazo e muito difíceis de serem seguidas, são extremamente perigosas, podendo levar à redução excessiva na taxa metabólica basal, perda de massa muscular e até mesmo problemas cardíacos e respiratórios, uma vez que os níveis de colesterol e diversos hormônios essenciais para a função do organismo são reduzidos. Em outras palavras, coma alimentos de verdade, baixos em carboidratos, em quantidades suficientes, e faça exercícios eficientemente vigorosos.

RECAPITULANDO...

- É importante você entender as faixas de consumo de carboidratos para saber exatamente onde você se enquadra.
- A faixa cetogênica de consumo de carboidratos é de menos de 50 g por dia, mas esportistas ávidos podem consumir um pouco mais e se manter em cetose.
- As opções de transição e os cardápios sugeridos são básicos para você ter sucesso, mas as quantidades podem variar de acordo com o nível de atividade física, peso, dados antropométricos, genética e sexo.
- Os aplicativos que podem ser usados para fazer um acompanhamento dos carboidratos e calorias são My Fitness Pal e Fat Secret, mas há outros.
- Aplicativos podem ser úteis por um tempo, mas é possível facilmente seguir a dieta eliminando os alimentos não permitidos, seguindo o peso e a intuição.
- A meta de consumo proteico diário, em geral, pode seguir a fórmula que enfatizo frequentemente: 1 a 1,3 g de proteína por quilo de peso corporal para os mais sedentários e 1,4 a 1,7 g por quilo de peso corporal para esportistas.
- Existe uma variabilidade do consumo calórico ideal para cada pessoa.
- Algumas pessoas atingem saúde superior com um nível de gordura corporal mais alto do que outras.
- Restrições calóricas severas sem consumo proteico adequado e sem exercícios, além de serem insustentáveis em longo prazo e muito difíceis de seguir, são extremamente perigosas.

Jejum intermitente e dieta cetogênica

O jejum diário pode promover uma série de benefícios para o organismo. O jejum intermitente promove a autofagia, ou seja, o reparo das células e, é claro, a perda de peso. Os estudos são unânimes no que diz respeito aos benefícios para a saúde e a perda de peso.

O jejum e uma dieta cetogênica tendem a diminuir a quantidade de triglicérides (colesterol ruim) hepáticos e triglicérides estocados no tecido adiposo. Por meio de um processo chamado lipólise, esses triglicérides são liberados do tecido adiposo na forma de ácidos graxos para, finalmente, serem queimados pelas células do corpo como fonte de energia, conforme a demanda de cada tecido corporal. Assim, ocorre a perda de gordura abdominal, visceral e subcutânea com o jejum e a *low-carb*.

Por outro lado, quanto maior a glicose (carboidratos) consumida na alimentação, maiores são os níveis de triglicérides hepáticos e a gordura abdominal e corporal. O jejum e uma dieta com baixo teor de carboidratos promovem adaptações metabólicas que geram o aumento na densidade e o número das mitocôndrias, que são as usinas de energia das nossas células, melhorando assim o metabolismo, reduzindo a inflamação e prevenindo doenças.

Com maior quantidade de corpos cetônicos sendo utilizados como energia e a ausência de glicose na dieta, ocorre a diferenciação celular dos neurônios, o crescimento e aumento das conexões neurais, através de um mecanismo chamado Fator Neurotrófico Derivado do Cérebro (BDNF). Isso ocorre por meio do mecanismo de inibição de deacetilação de histona (inibição de HDACs) causada pela dieta cetogênica ou pela cetose gerada pela atividade física, que produzem efeitos antidepressivos, antiepiléticos e melhora da função cognitiva geral.

Além disso, o jejum e a dieta cetogênica aceleram a remoção de moléculas chamadas AGES (produto de glicação avançada), relacionadas ao mecanismo degenerativo das células, envelhecimento dos órgãos e tecidos que, por fim, aceleram a progressão de doenças, como catarata, perda de visão e audição, doenças cardíacas e falhas no funcionamento dos órgãos.

Em outras palavras, a cetogênica irá fazer uma faxina na sua casa. Para o cérebro e os neurônios, os corpos cetônicos são a faxineira, o rodo, a água e os produtos de limpeza que deixarão sua sala brilhando. Para o resto do corpo, a diminuição da glicose junto com o aumento da cetose farão esse trabalho.

Em curto e longo prazo, somos brindados com melhor sensibilidade à insulina e à leptina. Dois hormônios que, quando otimizados, estão relacionados à saúde metabólica, à perda de peso e ao controle do apetite. Quem criar uma pílula que cause esses benefícios ficará bilionário!

Horário para consumir a dieta cetogênica

Os melhores benefícios são gerados quando o jejum intermitente e a dieta cetogênica são feitos em horários compatíveis com o nosso funcionamento circadiano, ou seja, uma alimentação que segue os horários do dia em que há luz. Diversos estudos, como os realizados pelo dr. Satchin Panda[9], um dos principais especialistas no tema, colocam em destaque essa importância de alinhar o ciclo circadiano por meio do horário das refeições para otimizar os efeitos da alimentação saudável. Um exemplo é o estudo chamado "Jejum, ritmo circadiano e alimentação de tempo restrito", publicado no jornal científico *Cell Metabolism*.

Há diversos estudos com ratos, e agora com seres humanos também. Um deles foi um ensaio clínico e randomizado (os participantes são selecionados aleatoriamente e monitorados de perto) conduzido pela cientista Marta Garaulet a partir de 2015[10]. Seus achados foram surpreendentes, pois a pesquisa demonstrou que o horário das refeições prevê a efetividade da perda de peso.

Os resultados do estudo demonstraram que quem almoçou tarde perdeu menos peso e obteve uma taxa de perda de peso mais lenta durante as 20 semanas de tratamento em relação a quem comeu cedo. Surpreendentemente, o consumo calórico, a composição da dieta, o gasto energético estimado, hormônios do apetite e duração do sono foram semelhantes entre os dois grupos do estudo, ou seja, o grupo de pessoas que consumiu os alimentos mais cedo e o grupo que consumiu seus alimentos mais tarde.

O estudo concluiu nitidamente que comer tarde pode influenciar o sucesso da terapia de perda de peso. Dessa forma, novas estratégias de dietas terapêuticas devem incorporar não apenas a distribuição da ingestão calórica e de macronutrientes, como é feito classicamente, mas também o horário de consumo dos alimentos.

As pessoas que consumiram mais calorias na segunda parte do dia emagreceram menos, sendo uma diferença de quase 1,5 kg, dado o mesmo consumo calórico entre os dois grupos de participantes durante 20 semanas, e a única diferença significativa na dieta dos dois grupos foi o fato de o grupo que perdeu mais peso ter consumido o almoço cedo (12 h) e o grupo que perdeu menos comeu mais tarde (16h30).

Outros estudos, como o realizado pelo pesquisador Bandín[11] e sua equipe, mostram o impacto metabólico de comer o almoço tarde com mais detalhes. Esse estudo se chama "O horário das refeições afeta a tolerância à glicose, a oxidação do substrato e as variáveis relacionadas ao circadiano: um ensaio cruzado randomizado".

O estudo demonstrou que o horário das refeições afeta a tolerância à glicose e variáveis circadianas.

Conclusão: comer o almoço tarde está associado à diminuição do gasto calórico em repouso, diminuição da tolerância à glicose, alteração negativa nas concentrações de cortisol livre (o hormônio do estresse) e diminuição do efeito térmico dos alimentos (gasto calórico com a digestão dos alimentos). Esses resultados demonstram efeitos diferenciais dos horários das refeições na saúde metabólica.

Embora os estudos não tenham sido feitos dentro do contexto de uma dieta baixa em carboidratos, os dados indicam no momento que talvez seja melhor não consumir a maior parte das calorias na segunda metade do dia, ou seja, depois das 16 horas, e não jantar tarde para não desregular o ciclo circadiano.

Outro estudo mostra também claramente a importância do alinhamento do relógio biológico e a perda de peso em humanos. O estudo se chama "A combinação de intervalo de fome e volume de alimento determina a fase do ritmo circadiano do fígado em ratos em duas refeições diárias com alimentação", publicado pela Universidade Waseda de Tokyo, no Japão, em 2010[12].

Esse trabalho demonstrou que o perfil da expressão genética diária do fígado dos ratos é fortemente influenciado pelo relógio biológico. Em outras palavras, os alimentos influenciam a expressão dos genes do fígado que ajustam o ciclo circadiano. Isso reforça a importância de manter a regularidade do café da manhã ou do almoço para não influenciar muito mais para a frente ou para trás o compasso do relógio biológico.

Um café da manhã rico em gordura e proteína tem sido relacionado a melhores resultados em longo prazo. Vai um ovo e bacon aí? Se você fizer o jejum de 16 horas, um almoço cedo rico em proteínas e gorduras com um jantar cedo, isso funciona muito bem.

No primeiro grupo de ratos estudados, o café da manhã foi consumido às 8 horas, e o jantar à tarde, às 16 horas, proporcionando um jejum de 16 horas entre o jantar e o café da manhã do dia seguinte e um intervalo de 8 horas entre o café da manhã e o jantar. Nesse grupo de ratos, o relógio circadiano periférico, um sinalizador no cérebro dos ratos, foi ajustado. Ou seja, ele foi deslocado para mais cedo, para próximo do café da manhã e próximo do nascer do sol.

Esses resultados, supostamente, podem ser replicados com humanos e outros mamíferos, ajustando o relógio biológico para funcionar da maneira como fomos adaptados geneticamente como espécie, ou seja, seguindo o padrão da luz natural e sem luz artificial.

Já no segundo grupo de ratos, o jantar foi feito à meia-noite, depois da janela de jejum de 16 horas entre o café das 8 da manhã e o jantar da meia-noite. Horário estranho, mas ótimo para o propósito do estudo. Adivinhem o que aconteceu.

O relógio periférico mudou para mais tarde, ou seja, os ratos não conseguiram dormir na hora certa e ficaram sujeitos a maiores riscos para a saúde, incluindo o ganho de gordura corporal. Eu vou ter que reiterar aqui o que sempre digo: dormir pouco e tarde engorda!

Então esse estudo confirmou alguns fatores importantes:

- Refeições maiores e na primeira metade do dia afetam o relógio biológico de maneira positiva, junto com a exposição à luz no período da manhã.

- Um período de jejum compatível com o relógio biológico compreende um período de jejum maior entre o jantar (cedo) e o café da manhã.

Comer de 3 em 3 horas não é a melhor opção, de acordo com estudos

Em termos de perda de gordura corporal, os estudos apontam que evitar o lanche antes de dormir ou evitar o jantar perto do horário do sono é mais saudável, pois aumenta o tempo de jejum e evita as calorias extras do lanche. Um exemplo é o estudo publicado em "*The Journal of Clinical Endocrinology & Metabolism*" em agosto de 2020, chamado "Efeitos metabólicos do jantar tardio em voluntários saudáveis – um ensaio clínico de crossover randomizado"[13].

Com relação ao jejum no período da manhã até o almoço, embora ele possa ser favorável à perda de peso dentro de um contexto de dieta baixa em carboidrato, muitos estudos também mostram melhores resultados em termos de perda de peso e ganho de saúde quando se adota a restrição de alimentos no período da tarde e da noite, ou seja, ficar sem comer após o almoço ou após o jantar bem cedo.

No entanto, estou convencido de que o mais importante é fazer o jejum, independentemente de ser feito mais pela manhã, retirando o café da manhã, ou à noite, eliminando o jantar.

Portanto, faça como achar melhor, apenas não jante muito tarde e não consuma a primeira refeição muito tarde, completando de 15 a 18 horas de jejum diário.

Se optar por consumir mais de duas refeições por dia, digamos três ou quatro, poderá, também, apenas atrasar o café da manhã para as 10 horas e almoçar, em seguida, das 13 às 14 horas. Este é o meu padrão de horário e de refeições, podendo ser uma ótima opção para você. E nunca jante tarde!

Outra opção interessante é adotar a prática de "jejum à prova de balas", o método de jejum difundido pelo famoso *biohacker* Dave Asprey, criador do "café à prova de balas" e da "dieta à prova de balas". Esse método alternativo de jejum consiste em tomar apenas um café de manhã, que é composto de um café batido no liquidificador com uma colher de sopa de manteiga e uma de óleo de coco (ou óleo TCM caprílico). Dessa forma é possível manter muitos dos benefícios do jejum, porém com uma prática mais fácil de ser realizada, pois as calorias desse café à prova de balas são saciáveis.

Vale notar que o jejum não é ideal para quem ainda não está adaptado à dieta cetogênica (processo que leva três a seis semanas, aproximadamente), pois há o risco de episódios de hipoglicemia e efeitos colaterais da falta de adaptação ao uso de gordura corporal e dietética como fonte principal de energia, a chamada cetoadaptação.

É importante lembrar que o resultado quase que unânime de todos os estudos é que duas ou três refeições proporcionam melhores resultados do que cinco ou seis refeições em termos de saúde, ou seja, redução da inflamação, perda de peso, entre outros (embora seja possível ter ótimos resultados com lanches cetogênicos também).

A maioria dos estudos não mostrou alteração na taxa metabólica e na taxa metabólica basal com o consumo mais frequente de refeições (este é um mito muito difundido), sendo que alguns mostram o oposto. Existe uma lenda de que comer seis refeições ao dia "acelera o metabolismo", afirmação não suportada por nenhum estudo prospectivo e randomizado. É loucura ignorar a ciência.

Em outro estudo, "Os pacientes com diabetes tipo 2 que consumiram duas refeições, apenas o café da manhã e o almoço, sentiram menos fome e ficaram mais satisfeitos", de acordo com a pesquisadora Hana Kahleova, em 2015[14].

Consumiram a mesma quantidade de calorias e obtiveram menos gordura corporal e melhor controle da glicose sanguínea, *capisce*? E nas palavras da pesquisadora: "Quando comiam seis vezes ao dia, eles não ficavam satisfeitos. Isso foi surpreendente".

Em outras palavras, se formos extrair o melhor dos dois mundos, os benefícios da perda de peso do jejum diário de 16 horas e ainda prezarmos pelo alinhamento do relógio biológico, temos as seguintes opções:

1. Ficar sem o café da manhã (almoçando cedo e jantando cedo).
2. Ficar sem o almoço (jejum entre o café da manhã e o jantar).
3. Ficar sem o jantar (jejum entre o almoço e o café da manhã do dia seguinte).
4. Jantar cedo e atrasar o café da manhã.

RECAPITULANDO...

- O jejum diário pode promover uma série de benefícios para o organismo. O jejum intermitente promove a autofagia, ou seja, o reparo das células e, é claro, a perda de peso.
- Algumas pessoas escolhem excluir o café da manhã para fazer o jejum, já outras preferem pular o jantar (encontro mais as que preferem excluir o café da manhã).
- Outra opção interessante é adotar uma prática de "jejum à prova de balas". Este método inclui apenas um café de manhã feito de café batido no liquidificador com uma colher de sopa de manteiga e uma de óleo de coco (ou óleo TCM caprílico - C8).
- Existe uma lenda de que comer seis refeições ao dia "acelera o metabolismo", afirmação sem apoio de nenhum estudo prospectivo e randomizado.
- A maioria dos estudos não mostrou alteração na taxa metabólica com o consumo mais frequente de refeições (este é um mito muito difundido), sendo que alguns mostram o oposto.
- Duas ou três refeições, em geral, proporcionam melhores resultados do que cinco ou seis refeições em termos de saúde, ou seja, redução da inflamação, perda de peso, entre outros.
- Lanches cetogênicos pequenos, incluindo uma fatia de queijo, presunto ou iogurte integral, podem ser incorporados.

- Se optar por consumir mais de duas refeições por dia (três ou quatro), poderá também atrasar o café da manhã para as 10 horas e almoçar, em seguida, das 13 às 14 horas.
- Refeições maiores e na primeira metade do dia afetam o relógio biológico de maneira positiva, junto com a exposição à luz no período da manhã.
- Tente jantar cedo e incluir menos calorias do que no almoço, para um sono mais rejuvenescedor e para alinhar melhor o ciclo circadiano.
- Uma opção muito boa de jejum intermitente é seguir o relógio biológico, ou seja, consumir muito mais alimentos com a luz do dia.
- Muitos dos meus pacientes consomem em torno de 200 g a 300 g de filés diversos no almoço e apenas 150 g no jantar, favorecendo, assim, o alinhamento do relógio biológico.
- Tente jantar sempre antes das 20 horas (de preferência às 19 horas).
- Caso escolha fazer um café da manhã, quando rico em gordura e proteína, ele tem sido relacionado a melhores resultados em termos de controlar a fome e os níveis de disposição do que um café da manhã fraco em proteína.

Jejum intermitente *versus* restrição calórica

Há muitas informações erradas difundidas pela mídia e na internet no que diz respeito à frequência das refeições durante o dia e às repercussões metabólicas de diferentes frequências de consumo. Novamente, o mito mais comum é o de que comer de três em três horas acelera o metabolismo.

Para analisarmos melhor, fiz uma revisão das principais meta-análises, que, somadas, totalizam milhares de estudos clínicos e randomizados sobre o assunto. Estudos randomizados são os estudos clínicos com humanos, feitos de forma controlada, e por isso têm maior grau de evidência na literatura.

As conclusões das meta-análises são simples: não há evidências suficientes para afirmar que um intervalo maior ou menor leva à melhora no metabolismo, sendo a quantidade de calorias o único fator importante.

Em outras palavras, a maioria dos estudos não indica alteração na taxa metabólica basal, sendo que alguns deles mostram o oposto. Isto é, existe uma lenda de que comer seis refeições ao dia "acelera o metabolismo" ou o gasto calórico, afirmação não suportada por nenhum estudo prospectivo e randomizado.

Além da média desses estudos, vamos avaliar os mecanismos subjacentes da perda de gordura corporal com a prática específica de jejum, que são estudados menos frequentemente em comparação com o corpo de pesquisa mais abundante, que é entre mais e menos refeições ao dia, embora a literatura seja suficientemente abundante para o jejum também.

Um corpo crescente de literatura sugere que o jejum intermitente pode desencadear alterações biológicas similares à restrição calórica, mas sem seus efeitos colaterais nocivos e debilitantes.

Novamente, o jejum intermitente impulsiona a autofagia, ou seja, o reparo celular e a perda de peso, promovendo, é claro, melhor sensibilidade à insulina. Os estudos são unânimes no que diz respeito aos seus benefícios para a saúde e perda de peso, incluindo redução nos níveis de inflamação (citocinas inflamatórias), diminuição da gordura hepática e abdominal, entre outros que irei relatar.

Restrição calórica

Antes de explorarmos os estudos sobre o jejum, vamos colocar a restrição calórica em perspectiva.

A restrição calórica é uma das intervenções mais eficientes para atrasar o envelhecimento em diversas espécies de leveduras, roedores e mamíferos e prevenir várias doenças associadas à idade, embora nunca tenha sido comprovada em humanos, pois obviamente é mais fácil controlar macacos ao longo da vida do que humanos.

Um estudo com 76 macacos-rhesus foi realizado no Centro Nacional de Pesquisa de Primatas de Wisconsin, em Madison, nos Estados Unidos, com início em 1989[15].

Dos 7 aos 14 anos de idade, os macacos começaram a comer uma dieta reduzida em calorias em 30%. Os animais no grupo de controle, que comeram tanto quanto eles queriam, tinham um risco aumentado de doença 2,9 vezes maior do que o grupo em restrição calórica, e um aumento triplo do risco de morte.

Com uma diminuição de 30% na ingestão calórica diária ao longo da vida, dos 7 aos 14 anos, a idade biológica dos macacos do grupo que seguiu a dieta caloricamente restrita tornou-se significativamente menor do que a dos primatas do grupo de controle, aqueles acima do peso.

A incidência de doenças cardiovasculares e câncer em macacos-rhesus foi reduzida em 50% no grupo que restringiu as calorias e houve enorme redução na mortalidade, se comparada aos macacos acima do peso. O risco de morte foi três vezes maior e o envelhecimento biológico foi mais rápido no grupo acima do peso em relação aos macacos que restringiram as calorias.

Existem algumas evidências de que efeitos semelhantes podem ocorrer em seres humanos, no que diz respeito à redução do risco dessas doenças com essa prática, porém elas são vindas principalmente de estudos em indivíduos com sobrepeso e obesidade, junto com a melhora na condição metabólica, e não em indivíduos que já são metabolicamente saudáveis.

Em humanos, sabemos que tal prática vem com um custo muito alto para ser seguida ao longo da vida, tornando a abordagem pouco prática e até mesmo perigosa para a saúde em vários aspectos, se for muito restrita.

A literatura atual sugere que o jejum intermitente desencadeia alterações biológicas semelhantes às ativadas pela restrição calórica, possibilitando uma série de efeitos benéficos, como a redução dos níveis de inflamação (citocinas inflamatórias), diminuição do risco cardiovascular e de câncer, diminuição do estresse oxidativo, melhora da saúde mental, retardo no encurtamento dos telômeros (associado à longevidade), entre outros benefícios.

Isso tudo sem o custo agravante da restrição calórica excessiva, como níveis baixos de energia, redução do gasto energético, diminuição de hormônios vitais para a saúde, redução excessiva do colesterol, piora do metabolismo da glicose, aumento dos níveis de ansiedade, baixa capacidade mental, aumento do hormônio do estresse, aumento do risco de contrair infecções virais etc.

Restrições calóricas severas, além de insustentáveis em longo prazo e muito difíceis de serem seguidas, são extremamente perigosas, levando à perda de massa muscular e até mesmo causando problemas cardíacos e respiratórios, uma vez que não há energia suficiente para as células, reduzindo demais os níveis de colesterol e enfraquecendo o sistema imune.

Muitas evidências nos mostram com crescente preponderância que o controle de porções é uma ideia puramente racional para a perda de peso, com baixa eficiência e insustentável em um ambiente real em longo prazo, principalmente dentro de um contexto social em que os carboidratos estão sempre presentes nas refeições.

Ensaios clínicos e randomizados mostram que a dieta *low-carb* sempre vence com relação à dieta caloricamente restrita com carboidratos, em termos de redução de gordura corporal e melhores marcadores de saúde. Logo, o jejum intermitente alinhado a uma dieta restrita em carboidratos tem um papel crucial na perda de peso e na flexibilidade metabólica, principalmente naqueles que estão acima do peso ou possuem algum grau de resistência à insulina.

Em outras palavras, contar calorias é uma péssima estratégia para perder peso, ao passo que restringir carboidratos e fazer jejum é muito mais simples e eficiente, além de trazer benefícios que vão além da restrição calórica.

Um estudo da Universidade de Medicina de Washington[16] descobriu que apenas comer pouco e ser sedentário faz mal para a saúde e pode causar ganho de gordura hepática e abdominal.

Os autores desse estudo compararam indivíduos que passaram por um período longo de restrição calórica (anos) com esportistas que não faziam restrição calórica. Os indivíduos foram selecionados e divididos em dois grupos com 28 voluntários em cada um. Ambos os grupos com pessoas do mesmo sexo e o mesmo percentual de gordura corporal.

No total, 40% dos indivíduos que seguiram a restrição calórica desenvolveram alto grau de resistência à insulina e piora no metabolismo da glicose com o período longo de restrição calórica (onze participantes ficaram muito intolerantes à glicose).

Já no caso dos esportistas que não fizeram a restrição calórica e consumiram quantidades maiores de proteína, o número de participantes que tinham boa sensibilidade à insulina e controle da glicose sanguínea foi muito maior. A relação entre o consumo de proteína e melhora na glicemia já é bem estabelecida na literatura.

A saúde dos participantes que se exercitaram era muito melhor. Eles apresentaram um nível de testosterona 78% maior, VO2 máximo melhor (medida de condicionamento físico, que indica quão apto o corpo está em utilizar oxigênio), melhor capacidade cardiovascular, e níveis muito mais baixos de insulina. Um perfil metabólico associado a maior longevidade.

O hormônio do crescimento e a testosterona eram mais otimizados e tiveram melhor densidade óssea, que são essenciais para prevenir fraturas, doenças cognitivas, entre outras. Por outro lado, a restrição calórica apenas reduz o transporte de oxigênio no sangue, enfraquece o sistema imune e torna o indivíduo mais frágil física e mentalmente.

Os níveis de glicose sanguínea ficaram substancialmente mais elevados após longo período de restrição calórica sem exercícios e com poucas proteínas, reforçando a noção de que o padrão de ouro na perda de peso com saúde é a restrição de carboidratos, jejum intermitente e exercícios regulares.

Isso significa que nunca comer até ficar satisfeito (restrição calórica), sem restrição de carboidratos e com um estilo de vida sedentário é um cenário muito pior para a saúde em termos hormonais, metabólicos, estéticos e em termos de gordura corporal do que o contrário.

Com o jejum, esses efeitos hormonais negativos são minimizados e em alguns aspectos até mesmo melhorados, especialmente alinhados à prática de exercícios regular e ao consumo adequado de proteínas.

Estudos, como o realizado por Myers[17] e sua equipe em 2012, também mostram que programas de restrição calórica de médio e longo prazo, sem a incorporação de hábitos saudáveis de exercícios na rotina, estão associados a ganho de peso após o término (ex.: perda de alguns quilos durante o programa, mas uma recuperação maior ao longo dos meses seguintes). Isso pode acontecer por vários motivos, como redução do metabolismo, aumento da fome e insatisfação com a vida, monotonia, baixa hormonal e dos neurotransmissores. As pessoas simplesmente não conseguem sustentar esses hábitos por muito tempo, enquanto a dieta *low-carb*, com quantidade suficiente de proteína, é a que mais se sustenta nos estudos de médio e longo prazo (seis meses a dois anos).

Também para quem faz exercícios ou para quem já atingiu um platô na perda de peso, a restrição calórica apenas oferece mais riscos e é menos eficiente que o jejum. Mas vale notar que períodos longos demais de jejum e muito frequentes, alinhados à prática vigorosa de exercícios físicos, não são uma boa combinação, principalmente para mulheres, com risco de fadiga adrenal e a Síndrome de *Burnout*. Contudo, o que tende a funcionar bem para as pessoas mais inclinadas a fazer exercícios é a prática de jejum de 24 horas nos dias de descanso e jejum de 16 horas diário.

Para quem não é fã de academia, a prática de jejum com exercícios aeróbicos de baixa intensidade, como caminhadas e pedaladas leves, é uma ótima opção para a perda de peso também, embora seja necessário, pelo menos uma vez na semana, fazer musculação para alcançar uma saúde superior e prevenir a sarcopenia, que é a perda gradual muscular com a idade.

Ao fazer atividade física e o jejum diário, você irá unir os benefícios da autofagia e o reparo celular do jejum com os benefícios alcançados por meio do estímulo das vias metabólicas do anabolismo (mTOR, na sigla em inglês) do organismo, que serão ativadas mais especificamente nos músculos e não nos órgãos, fortalecendo a musculatura sem danificar os órgãos.

Por meio da musculação e dos exercícios aeróbicos em jejum, você amplificará os efeitos do jejum sem atividade física nenhuma, como os de renovação celular, produção de hormônio do crescimento (GH) e ativação das vias antioxidantes internas (glutationa, superóxido desmutase e catalase), causando maior aumento da densidade de mitocôndrias das células (suas usinas de energia) para um estado superior de saúde.

Jejum bate restrição calórica na perda de peso e ganho de saúde

Em um estudo de 2007, publicado no *American Jornal of Clinical Nutrition*[18], indivíduos foram selecionados para consumir uma refeição ao dia (jejum diário de 24 horas, um protocolo similar à *dieta warrior* (do guerreiro), ou consumir o mesmo número de calorias divididas em três refeições ao dia durante oito semanas.

Os participantes que seguiram a dieta do guerreiro perderam quase 2% de peso e quase 12% de gordura corporal em relação aos indivíduos do grupo que consumiu três refeições ao dia. Você leu certo, sim, 12% de redução de gordura consumindo o mesmo teor calórico!

O peso e a massa gorda corporal dos indivíduos foram reduzidos em 1,4 e 2,1 kg, respectivamente, após o consumo de uma refeição por dia, mas não após o consumo de três refeições dietéticas por dia.

Esse protocolo ainda brindou os participantes com um ganho de massa muscular de 1,6%. Comer menos refeições para ganhar mais massa muscular. Quem imaginaria?

Houve perda de peso e ganho de massa magra superior com uma refeição, porém ligeiro aumento na pressão sanguínea, indicando ser uma alternativa talvez menos viável para hipertensos. Mas não houve aumento do hormônio do estresse, o cortisol, com a redução da frequência das refeições.

Também não houve diferença significativa nos níveis de fome e satisfação nos primeiros dez dias de jejum intermitente diário consumindo uma refeição por dia, o que sugere eficiência terapêutica em curto prazo do jejum diário de 24 horas, com boa aderência (menos fome = mais aderência).

Colocando em perspectiva para você, caro leitor, o estudo não comprova que uma refeição seja melhor do que duas ou três refeições em longo prazo e para todos, mas sim que a perda de peso é mais preponderante com uma refeição do que com três refeições e muito mais do que com seis refeições por dia. E que a ciência nos liberta de noções românticas sobre a perda de peso, como comer de três em três horas para emagrecimento e saúde.

Também não quer dizer que não é possível perder peso e ser saudável com seis refeições ao dia, mas sim que uma é mais eficiente do que três, e que três são mais eficientes do que seis refeições. E que duas ou três refeições tendem a proporcionar uma melhora na saúde em longo prazo, em relação a seis refeições.

Vale notar que não recomendo uma refeição por dia para a maioria das pessoas, mas, sim, que esta prática seja feita uma vez na semana ou a cada 15 dias e, em alguns casos, como com diabéticos, duas vezes na semana.

Outro protocolo muito eficiente e estudado é o jejum em dias alternados. Esse protocolo consiste em consumir alimentos à vontade após um dia inteiro sem consumo de alimentos.

Em outro estudo realizado em 2013 por Monica Klempel[19], 32 pessoas foram randomizadas com uma dieta alta em gordura ou uma dieta baixa em gordura, dentro desse contexto dietético de mais de três dias de jejum na semana ao longo de oito semanas. O que aconteceu? Os indivíduos morreram de fome por tanto tempo sem comer? Ao contrário, eles se tornaram uma máquina de queimar gordura, literalmente! Toda gordura corporal estava sendo utilizada como fonte de energia, não o músculo.

Mais além, assim como o jejum diário de 19 horas do protocolo do guerreiro, o jejum em dias alternados levou a um ganho de massa muscular em ambos os grupos, embora o ganho tenha sido um pouco maior com a dieta alta em gordura e mais restrita em carboidratos. Isso sem exercícios e com um consumo médio diário surpreendentemente baixo de proteínas – 19 a 94 g/dia.

Houve uma perda de 4,8% do peso nos indivíduos consumindo mais gordura e 4,2% nos indivíduos que consumiram menos gordura. Com uma diferença mais significativa e notável em termos de redução de gordura corporal, com 5,4 kg de gordura perdidos pelo grupo que consumiu mais gordura e uma perda de 4,2 kg de gordura corporal no outro grupo que consumiu um pouco de carboidrato e menos gordura.

Conclusão do estudo: "Estes resultados sugerem que uma dieta de jejum em dias alternados e rica em gordura é tão eficaz quanto uma dieta de jejum em dias alternados e pobre em gordura em ajudar obesos a perder peso e melhorar os fatores de risco de doença coronariana".

Vale notar que a dieta baixa em gordura também era uma dieta baixa em carboidrato (mais alta que a outra, mas ainda baixa), em média, ao longo do período de oito semanas de estudo.

Pessoas religiosas ao redor do globo há milênios sabem do valor do jejum para a saúde, nem mesmo precisamos da ciência. No entanto, um estudo de 2006[20], publicado no jornal *Annals of Nutrition and Metabolism*, foi conduzido com o intuito de avaliar o jejum religioso em diversos parâmetros metabólicos durante simulação de um mês de Ramadã (mês do calendário muçulmano em que se pratica jejum ritual), quando eles são encorajados a consumir alimentos diariamente dentro de um período restrito de até 12 horas por dia. O que aconteceu?

Conclusão do estudo: "Nossos resultados demonstram que o jejum intermitente prolongado em um modelo como o do Ramadã proporciona efeitos positivos sobre o estado inflamatório do corpo e sobre os fatores de risco para doenças cardiovasculares, tais como homocisteína, proteína C-reativa e a relação triglicérides/HDL".

A prática de jejum em geral tem se mostrado benéfica ao organismo daqueles que precisam diminuir o percentual de gordura corporal e reduzir o risco de doenças coronárias, entre outras doenças associadas ao sobrepeso e à obesidade. Por outro lado, uma dieta alta em carboidratos e baixa em gorduras, em médio e longo prazo, em geral não tem se mostrado promissora no tratamento efetivo de indivíduos nessa condição.

RECAPITULANDO...

- Jejuns oferecem adaptações fisiológicas e em nível celular que a restrição calórica isoladamente não oferece.
- Jejum proporciona benefícios sem a necessidade de restrição calórica em modelos animais e humanos, no entanto algumas pessoas se beneficiam do efeito de restrição calórica que o jejum pode proporcionar. Jejum não significa necessariamente restrição calórica, sendo você quem decide, com base em seus exames de sangue e antropométricos. Jejum facilita a restrição calórica, se esta for uma de suas necessidades.
- Novamente, um dos mitos mais comuns no campo da nutrição é que "comer de três em três horas acelera o metabolismo".
- Comer várias refeições ao dia aumenta a probabilidade de um consumo maior de carboidratos e calorias nos "lanchinhos".
- Consumir três refeições ao dia geralmente reduz as calorias e os carboidratos ingeridos diariamente, enquanto consumir seis refeições geralmente aumenta.
- Teoricamente é possível perder peso e ser saudável com seis refeições ao dia, mas três refeições são mais eficientes, e uma refeição, mais ainda.

- Consumir uma refeição ao dia é algo geralmente recomendado em caráter temporário, ou em caso de resistência ao emagrecimento.
- Pessoas religiosas ao redor do globo há milênios sabem do valor do jejum para a saúde, nem mesmo precisamos da ciência.
- Em um estudo, o jejum em dias alternados levou a um ganho de massa muscular.
- Quando você faz jejum de 24 horas diariamente, ou jejum de dias alternados, a composição da dieta importa menos no emagrecimento, porém proteínas sempre saciam mais.
- Jejum intermitente prolongado em um modelo como o jejum religioso do Ramadã proporciona efeitos positivos sobre o estado inflamatório do corpo e sobre os fatores de risco para doenças cardiovasculares, entre outros benefícios.

Dieta alta em gordura sempre vence

Dietas baixas em gorduras e proteínas sempre falham em longo prazo. No curto prazo fornecem resultados satisfatórios, porém apenas em ambientes de estudos controlados. Assim que os participantes dos experimentos clínicos voltam à vida real, o efeito sanfona predomina.

A regra é clara, Galvão! Os dados não falham. No curto prazo a dieta alta em gordura é melhor, e no longo prazo é melhor ainda devido à melhor aderência das pessoas.

Duas variações da dieta *dash* foram elaboradas pelos pesquisadores de um estudo[21] publicado no ilustre *American Journal of Clinical Nutrition*: uma rica em gorduras e mais reduzida em carboidratos e outra mais moderada em carboidratos e gorduras. A fonte de gordura adicionada à dieta *dash* mais alta em gordura foi de laticínios integrais e sem açúcar, em vez de laticínios desnatados e com açúcar (o padrão moderno erroneamente recomendado como saudável).

Laticínios integrais foram melhores para a saúde lipídica e das lipoproteínas (colesterol) do que laticínios desnatados com açúcar (baixos em calorias). A dieta *dash* alta em gorduras foi similar à dieta *paleo* em muitos aspectos, exceto pela porção de grãos integrais adicionada na primeira.

Segue um modelo de dieta *dash* tradicional moderada em gorduras, isocalórica (2.000 calorias), com as respectivas porções de grupos de alimentos diferentes:

- 7 ou 8 porções pequenas de grãos integrais
- 4 ou 5 pequenas porções de frutas
- 4 ou 5 pequenas porções de vegetais
- 2 ou 3 porções pequenas de laticínios desnatados
- 2 porções de carnes diversas
- 4 ou 5 porções pequenas de nozes, sementes ou oleaginosas
- 2 ou 3 porções pequenas de gordura

Este foi um ensaio clínico, randomizado e cruzado (*crossover*) com 36 participantes, três etapas de três semanas de estudo cada uma. Em uma etapa, os participantes do estudo consumiram a dieta *dash* com menos gordura (1); em outra, a dieta *dash* rica em gordura (2); e, por fim, uma dieta-controle padrão (3).

Os cientistas mediram a concentração das partículas das lipoproteínas no sangue (um tipo de exame de colesterol mais específico). Houve aumento no tamanho das partículas de colesterol LDL na dieta mais alta em gordura (coisa boa).

Houve diminuição dos triglicérides e VLDL (colesterol/gordura ruim no sangue) também na *dash* alta em gordura com relação às outras duas dietas.

Também não houve diminuição do colesterol bom (HDL) na *dash* alta em gordura, como no caso das outras duas dietas. E na dieta *dash* tradicional houve alterações menos importantes no que diz respeito à redução de risco cardíaco dos pacientes. Veja a seguir os resultados e conclusões do estudo.

RESULTADOS

"Trinta e seis participantes completaram todos os três períodos dietéticos. A pressão arterial foi reduzida de forma semelhante com a dieta *dash* tradicional e as dietas *dash* alta em gordura em comparação com a dieta controle. A dieta *dash* alta em gordura reduziu significativamente os triglicérides e concentrações de partículas de lipoproteína de muito baixa densidade (VLDL), grande e média, e aumentou o diâmetro de partículas LDL em comparação com a dieta *dash* tradicional. A dieta *dash* tradicional reduziu o colesterol LDL significativamente, o colesterol HDL, apolipoproteína A-I, lipoproteína de densidade intermediária e partículas de LDL grandes e diâmetro de LDL em comparação com a dieta-controle."

CONCLUSÃO

"A dieta dash alta em gordura reduziu a pressão sanguínea, na mesma medida em que a dieta *dash* normal, mas foi além e reduziu as concentrações de triglicérides no plasma e de VLDL, sem aumentar significativamente o colesterol LDL."

Então, basicamente, para o público leigo, os resultados do estudo demonstram que a dieta *dash* pobre em gordura reduziu o colesterol bom HDL dos participantes, como esperado, já que dietas baixas em gordura reduzem o colesterol "bom" HDL. Além disso, ela não reduziu os triglicérides "colesterol ruim" das pessoas tão bem quanto a dieta *dash* na versão mais alta em gordura.

Agora, vamos a este outro estudo que representa outros experimentos já conduzidos sobre o efeito benéfico das gorduras saturadas e monoinsaturadas na perda de peso em curto e médio prazo. Neste caso, especificamente, a gordura saturada dos laticínios.

Pois bem, o que os estudos de longo prazo demonstram sobre as dietas altas em gordura na melhora do peso e da saúde? Veja a seguir o excelente trabalho publicado por Iris e sua equipe no jornal médico *The New England Journal of Medicine*[22].

MÉTODO

"Neste ensaio clínico de dois anos nós distribuímos aleatoriamente 322 indivíduos moderadamente obesos (52 anos de idade, índice de massa corporal de 31,86% dos participantes do sexo masculino) em uma das três dietas: dieta com baixo teor de gordura com restrição calórica; mediterrânea com restrição calórica; e dieta baixa em carboidratos e sem restrição de calorias."

Na linha na forma geométrica de **losango** *está a dieta baixa em gordura ao longo de 24 meses (meses na linha horizontal inferior)*; na linha na forma de **quadrado** está a dieta mediterrânea, relativamente alta em gordura; e, por fim, na linha **triangular**, a dieta *low-carb* alta em gordura.

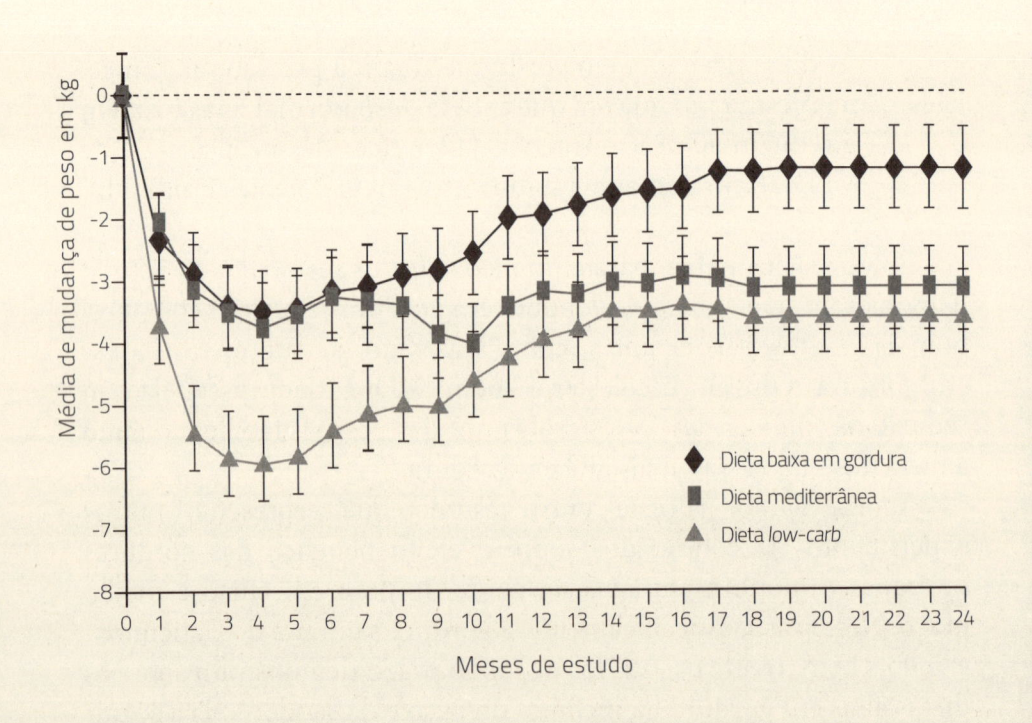

Fonte: Weight Loss with a Low-Carbohydrate, Mediterranean, or Low-Fat Diet

CONCLUSÃO

"A dieta mediterrânea e dietas baixas em carboidratos são alternativas eficazes com relação a dietas com baixo teor de gorduras. Os efeitos mais favoráveis sobre os lipídios (com a dieta pobre em carboidratos) e sobre o controle da glicemia (com a dieta *low-carb* e a dieta mediterrânea) sugerem que as preferências pessoais e considerações metabólicas podem informar o uso individualizado de intervenções dietéticas.

[...]

A dieta baixa em gordura foi muito inferior em um período de dois anos com relação às duas dietas altas em gordura, a *low-carb* e a mediterrânea."

A dieta mediterrânea foi relativamente alta em gordura. Portanto, qual foi mesmo o denominador comum de sucesso em longo prazo? Exato, uma dieta alta em gordura e redução de carboidratos. Uma série de estudos apontam na mesma direção.

RECAPITULANDO...

- Dietas baixas em gorduras e proteínas sempre falham em longo prazo. No curto prazo fornecem resultados satisfatórios, porém apenas em ambientes de estudos controlados.
- Assim que os participantes dos experimentos clínicos voltam à vida real, o efeito sanfona predomina.
- A dieta mediterrânea e dietas baixas em carboidratos são alternativas eficazes com relação a dietas com baixo teor de gorduras, mas a dieta *low-carb* é muito melhor e mais garantida.
- O embasamento científico da dieta cetogênica e *low-carb* é arrebatador, funcionando em curto e longo prazos como nenhuma outra dieta.

- A dieta mediterrânea fornece gordura suficiente e alguns carboidratos de baixo índice glicêmico, mas a verdade é que ninguém consegue definir exatamente essa dieta. A cetogênica proporciona resultados muito superiores.
- A dieta mediterrânea é chamada por muitos pesquisadores de "dieta esquisita", pois ninguém sabe definir exatamente sua composição, podendo variar muito para cada indivíduo que escolhe segui-la.
- Uma dieta mediterrânea com mais pão e cereais funciona muito menos do que uma dieta mediterrânea mais baixa em carboidratos, mas se a pessoa não sabe disso poderá não se beneficiar.
- A dieta mediterrânea é uma dieta da moda, baseada em algumas noções inocentes e românticas sobre nutrição, embora o consumo substancial de certas gorduras saudáveis e de alguns carboidratos de baixa carga glicêmica seja seu ponto forte.
- Em um estudo, duas variações da dieta *dash* foram elaboradas pelos pesquisadores, sendo que a versão rica em gordura e mais baixa em carboidratos venceu, naturalmente.
- O consumo de gordura é essencial para a saúde, mas o consumo de carboidratos não, já que o corpo usa gordura como energia e produz glicose internamente.
- Populações indígenas que consomem zero de carboidratos vivem felizes e saudáveis. Por outro lado, populações indígenas sem proteína e gordura não existem.

Barriga de trigo e a resistência à insulina

Nesta parte do livro você entenderá melhor como carboidratos como o trigo causam a síndrome metabólica e a resistência à insulina. Mas, antes, vamos recapitular o que é a dieta cetogênica, a *low-carb* e a dieta *paleo*, que muitas pessoas questionam se podem ter carboidratos ou não.

O que é a dieta *low-carb*?

Considero *low-carb* menos de 70 g de carboidratos por dia e, para algumas pessoas, menos de 100 g (depende do total de calorias e nível de atividade física). Dieta *low-carb* não é necessariamente o mesmo que dieta cetogênica, que consiste em um consumo de menos de 50 g de carboidratos por dia especificamente, para submeter o corpo a um estado de cetose nutricional, no qual o corpo produz mais de 0,6 mmol-L de corpos cetônicos durante o dia. Mas a dieta cetogênica é *low-carb* por definição. Ambas são muito parecidas (podem estar sobrepostas ou não).

A dieta cetogênica ou *low-carb* preza também pelo consumo de alimentos *paleo* de verdade, os quais se assemelham aos tipos de alimentos que estavam disponíveis na natureza para o ser humano primitivo, consumidos por populações tradicionais ao redor do globo, sem sofrer alterações em sua estrutura, sem ter sido submetidas a um processo de refinamento e adição de produtos químicos.

É uma intervenção dietética que se mostra extremamente eficaz na melhora e gestão das condições metabólicas, como a resistência à insulina, diabetes, síndrome metabólica, obesidade e sobrepeso, que acometem um grande percentual da população (21,5% da população brasileira era obesa e 58,6% estava com sobrepeso em 2015, segundo o IBGE).

O que é a dieta *paleo*?

A dieta *paleo* consiste no consumo de alimentos de verdade, que se assemelham (apenas se assemelham) aos tipos de alimentos que estavam disponíveis na natureza para o ser humano primitivo, consumidos por populações tradicionais ao redor do globo, como acabamos de ver.

Ela não é necessariamente *low-carb*, mas uma excelente regra para restringir ou moderar os carboidratos, criada por um dos autores mais proeminentes sobre o tema, Mark Sisson, nos Estados Unidos – é a curva dos carboidratos que já mostrei.

Vale a pena reiterar a curva dos carboidratos: o teor de carboidratos promovido por Mark Sisson para perda de peso e saúde é de até 150 g por dia, mas geralmente menos de 100 g. O quanto os carboidratos devem ser reduzidos, de acordo com sua abordagem, depende do metabolismo individual e de seu objetivo específico. De 50 a 100 g de carboidratos por dia é a faixa para uma perda de peso tranquila e constante.

Menos de 50 g por dia é a faixa cetogênica para perda de peso acelerada, ou para quem tem resistência à insulina (80% da população norte-americana). O contexto individual é a palavra-chave aqui.

Para atletas profissionais que praticam atividades físicas vigorosamente, Sisson reconhece que 100 a 200 g por dia pode ser saudável. Novamente, dependendo do estado metabólico individual do atleta.

Claramente, atletas com propensão genética a desenvolver diabetes não se beneficiam com o aumento dos carboidratos acima disso. Há diversos exemplos de atletas que se tornaram diabéticos por adotarem uma dieta alta em carboidratos e, por esse motivo, aderiram ao *low-carb* para melhor manejo de suas condições.

O que é *low-carb* e cetogênico para atletas de elite, com treino rígido, não é cetogênico para uma pessoa comum. Repetindo, o contexto das calorias é o que importa.

Atletas de elite que consomem de 100 a 200 g de carboidratos por dia podem ser considerados na dieta cetogênica, melhor ainda com o volume total dos carboidratos consumidos na janela anabólica (pré ou pós-treino). Isso permite que eles se mantenham em um estado cetogênico, queimando majoritariamente ácidos graxos e cetose durante a maior parte do dia, em contraste com uma dieta tradicional para atletas com 400 a 700 g de carboidratos por dia.

A discussão sobre quantos carboidratos nossos ancestrais consumiam exatamente é interessante. Algumas populações tradicionais tropicais consumiam 40% a 50% das calorias na forma de carboidratos (populações da Polinésia Francesa). Já outras, zero (esquimós e populações nórdicas). A média estabelecida pelo mapa etnográfico abrangente de Loren Cordain, cientista da Universidade de Colorado, nos Estados Unidos, um dos pioneiros no estudo da dieta *paleo*, foi de 20% a 40% das calorias consumidas na forma de carboidratos por 229 populações tradicionais ao redor do globo.

No entanto, nunca saberemos exatamente a quantidade de carboidratos que nossos ancestrais diretos consumiram durante o período paleolítico, e se deveríamos consumir a dieta que seguiram em um período específico, durante as eras glaciais ou 20 mil anos atrás, por exemplo. Há evidências antropológicas demonstrando que esse consumo mais atual das populações primitivas (20% a 40% das calorias como carboidratos) talvez seja superior ao consumido 25, 100 ou 200 mil anos atrás, antes da extinção dos grandes mamíferos que habitavam a Terra. A única coisa que nos interessa, entretanto, é o teor de carboidratos que nos beneficia individualmente.

O que não é cetogênica, nem *paleo*, nem *low-carb*?

Acertou! Óleos de sementes processadas, açúcar, trigo e alimentos industrialmente refinados. Estes, além de poder levar a várias compulsões alimentares, são certamente uma receita para o desastre metabólico. Quem não é resistente à insulina é prejudicado, e quem é poderá se tornar um em pouco tempo com esses "alimentos". Até o atleta mais vigoroso pode não ser perdoado.

O que a *paleo* nos ensina é que comida de verdade, uma variedade de alimentos saudáveis, promove resultados na saúde superiores a uma dieta baseada em produtos modernos, processados e alterados quimicamente.

A dieta *paleo* utilizada pelos estudos clínicos geralmente compreende em torno de 25% a 35% das calorias na forma de carboidratos – perto de 100 a 150 g por dia normalmente, de modo a serem capazes de demonstrar desfechos positivos nos biomarcadores de saúde dos participantes com relação à dieta-controle ou mesmo com relação à dieta mediterrânea (200 a 250 g de carboidratos por dia, em muitos estudos).

Os estudos reforçam as recomendações dos proponentes da dieta *low-carb*, como Mark Sisson, que advoga em sua curva de carboidratos um consumo de menos de 150 g por dia para uma parcela grande da população. Uma pequena minoria pode se beneficiar de um consumo de carboidratos de 150 a 200 g diários, em vez de menos.

Há quem argumente que dietas altas em carboidratos e extremamente pobres em proteínas e gorduras fornecem bons resultados em estudos, o que de fato é verdadeiro. Quando esses dois macronutrientes são isolados em dietas, desfechos positivos ocorrem em curto e médio prazos em muitos dos estudos comparando tal padrão de consumo com relação a dietas mistas em macronutrientes (foi demonstrado até mesmo em diabéticos, em alguns estudos). A restrição de calorias e de proteínas e gorduras é um fator de sucesso em curto prazo dessas dietas.

Porém, esta é uma abordagem que, apesar de funcionar em curto prazo, deixa a desejar no longo prazo para uma infinidade de pessoas que sofrem da chamada obesidade pós-fome, ou o efeito ioiô, devido à carência dos macronutrientes essenciais para o reparo e a construção de tecidos e células do corpo e que promovem mais saciedade (proteínas e gorduras).

Resumindo, essa dieta não funciona no longo prazo, pois gera perda de massa muscular, piora da função dos órgãos e do sistema imune, deficiência hormonal, aumento da fome, deficiências nutricionais e risco aumentado de Alzheimer. Por outro lado, os resultados das dietas baixas em carboidratos são excelentes e, na grande maioria dos estudos, superior a qualquer outra intervenção dietética na melhora da composição corporal e biomarcadores de saúde em curto e longo prazos.

Voltando à questão da abordagem individual, de acordo com o grau de resistência à insulina dos indivíduos, há excelentes estudos que demonstram enorme diferença nas abordagens *low-carb*, em indivíduos resistentes à insulina e diabéticos, com relação a outras dietas. A dieta *low-carb* é superior para indivíduos portadores de distúrbios metabólicos.

Em um estudo clínico e randomizado, intitulado "Efeitos de uma dieta de baixa carga glicêmica *versus* dieta pobre em gorduras em jovens adultos obesos"[23], os participantes obesos observaram um período de intervenção de seis meses, seguidos por um período de *follow-up* (acompanhamento) de 12 meses. No final do estudo, os cientistas mediram a concentração sérica de insulina 30 minutos após o consumo de uma solução oral de 75 g de glicose.

Para os indivíduos que possuíam insulina alta (indivíduos resistentes à insulina), uma dieta moderada em carboidratos de baixo índice glicêmico (40% das calorias) foi superior na perda de peso e na melhora dos biomarcadores de saúde em relação a uma dieta alta em carboidratos com 55% das calorias na forma de carboidratos, após 18 meses.

Esses indivíduos obesos e resistentes à insulina perderam 5,8 kg com a dieta moderada em carboidratos de baixo índice glicêmico, em relação a 1,2 kg dos participantes com essa mesma condição metabólica, que consumiram uma dieta alta em carboidratos. Veja as conclusões do estudo:

> "A variabilidade nos estudos de perda de peso pode ser parcialmente atribuída a diferenças na resposta hormonal. Reduzir a carga glicêmica pode ser especialmente importante para conseguir a perda de peso entre os indivíduos com secreção alta de insulina. Independentemente da secreção de insulina, uma dieta de baixa carga glicêmica tem efeitos benéficos sobre a lipoproteína de alta densidade e concentrações de triglicérides".

Esse fenômeno é refletido frequentemente na literatura científica. Já abordei com mais extensão esse tema sobre flexibilidade metabólica em outras ocasiões, como em meus outros livros.

Outro fantástico estudo prospectivo, randomizado e muito abrangente, denominado "A a Z", foi conduzido em 2007 por Chris Gardner[24]: nele, mulheres foram selecionadas de acordo com o grau de sensibilidade à insulina.

Esse estudo clínico incluiu quatro dietas durante o período de um ano em um grupo exclusivo de mulheres. Os cientistas selecionaram duas dietas que são completamente opostas:

- A dieta Ornish, alta em carboidratos e baixa em gordura.
- A dieta Atkins, baixa em carboidratos e alta em gordura.

Resultado do estudo

- 4,5 kg foram perdidos ao longo de um ano no grupo de participantes com baixa resistência à insulina em uma dieta alta em carboidratos, com relação a 6 kg perdidos com a dieta *low-carb*.
- Em contrapartida, somente 1 kg foi perdido em um ano no grupo de participantes com alta resistência à insulina em uma dieta alta em carboidratos, com relação a 6 kg perdidos com a dieta *low-carb*.

Em outras palavras, carboidratos são mais perigosos e engordativos para quem tem resistência à insulina. E esses resultados não são de estudos isolados, pois foram replicados.

O resultado deste e de outros estudos feitos com pessoas resistentes à insulina foi elegantemente representado por Tim Noakes, pesquisador da África do Sul, uma das principais autoridades internacionais em dieta *low-carb*.

Segundo o modelo de Noakes, quanto maior a resistência à insulina, menor a tolerância aos carboidratos e menor a perda de peso. Ou seja, 100 a 150 g de carboidratos podem ser tolerados por uma parte da população, mas podem ser devastadores para quem tem maior resistência à insulina.

RECAPITULANDO...

- Dieta cetogênica consiste em menos de 50 g de carboidratos por dia para a maioria das pessoas.

- Uma dieta com menos de 75 g de carboidratos por dia é considerada *low-carb*, mas para ser cetogênica a maioria das pessoas precisa consumir menos de 50 g por dia.

- Para esportistas ávidos e atletas, consumir 100 g de carboidratos pode ainda favorecer a cetose. Sendo assim, atletas geralmente podem seguir a cetogênica consumindo 75 g ou 100 g de carboidratos por dia.

- Além do conteúdo de carboidratos da dieta em si, a cetose no sangue de 0,6 mmol-L ou mais durante o dia caracteriza a dieta cetogênica.

- Quanto maior a resistência à insulina, menor a tolerância aos carboidratos, portanto fica mais difícil emagrecer consumindo carboidratos.

- Diversos estudos demonstram o efeito desse modelo de resistência à insulina do pesquisador sul-africano chamado Tim Noakes.

- A dieta *paleo* pretende emular o padrão de consumo dos nossos ancestrais, centrada em alimentos "verdadeiros", não refinados e processados, no entanto pode variar no conteúdo de carboidratos, embora este seja baixo no geral.

- As dietas cetogênica e *low-carb* fornecem diretrizes mais específicas e sólidas para o seguidor, o que as tornam mais fáceis de ser compreendidas e seguidas.

Como desintoxicar seu organismo

Desintoxicação e autofagia com jejum

Além da adoção de dietas e protocolos cientificamente testados, como o protocolo de autofagia (regeneração celular) da pesquisadora Naomi Whittel, que envolve dieta alta em gordura, baixa em carboidratos, com ciclos de proteínas mais treino intervalado em dias alternados (três ou quatro vezes na semana), adotar hábitos de vida que condizem com os principais pilares da longevidade são de extrema importância.

Lembrando: dieta cetogênica permanente ou cíclica, jejum intermitente, seguir o relógio biológico, tomar sol diariamente, relacionamentos saudáveis, terapia térmica, exercícios e movimentos diários, aterramento, entre outras práticas.

Além da adoção de protocolos como esse, que aumentam dramática e continuamente a autofagia e a saúde das pessoas, existem protocolos avançados antienvelhecimento mais potentes e de curta duração para induzir a autofagia, reduzir os danos ao DNA e a inflamação, aumentar o crescimento das mitocôndrias, renovar o sistema imune e a produção de células-tronco.

Um dos mais famosos é o protocolo chamado "The fasting mimicking diet" (A dieta que imita o jejum), do dr. Valter Longo, da Universidade do Sul da Califórnia, biólogo celular conhecido por seus estudos sobre o envelhecimento. Abordarei com mais detalhes seu método avançado antienvelhecimento de curta duração, que proporciona efeitos profundos no corpo humano com severa restrição de calorias (é por isso que imita o jejum) durante cinco dias, algumas vezes no ano.

Exemplos de protocolos extremamente eficazes são o *keto fast*, "jejum cetogênico", do dr. Joseph Mercola, e o *keto reset diet*, do ilustre Mark Sisson. Eles incluem elementos de jejum diário de 14 a 18 horas (também chamado de janela comprimida de alimentação), dieta cetogênica (cíclica ou não) e, no caso do protocolo do dr. Mercola, jejum de 24 horas ou mais, uma ou duas vezes na semana.

Apesar de o jejum ser excelente indutor de autofagia (o melhor) e, portanto, produzir efeito de renovação e desintoxicação no corpo, é preciso tomar alguns cuidados na hora de fazer um jejum mais longo, de mais de 20 horas (além da reposição de minerais eletrólitos), para que as toxinas não sejam liberadas na circulação sanguínea muito abruptamente. E isso significa não fazer um jejum com apenas água por mais de 20 horas, mas incluir suplementos específicos que abordarei com mais detalhes.

Pequenas doses de bebidas e alimentos cetogênicos, como chá e café, poderão ser incluídos no jejum. Outros alimentos podem ser incluídos em pequenas quantidades durante o jejum mais longo, se for preciso. Um pouco de chocolate com 70% ou 85% de cacau, pequenas doses de gordura como um café à prova de balas (com gordura TCM e manteiga) e meio abacate pequeno.

Alguns alimentos auxiliam na desintoxicação durante o jejum, como vegetais verde-escuros, crucíferos que favorecem a desintoxicação no fígado (principalmente a fase 2), um pouco de feijão-mungo e carvão de coco ativado. O feijão-mungo e os vegetais crucíferos ajudam na desintoxicação e podem ser usados em outros dias também, já o carvão de coco ativado é particularmente bom durante o jejum, pois sequestra as toxinas liberadas do tecido adiposo na circulação, que podem atingir o cérebro e causar sintomas indesejados no jejum, como cansaço mental e falta de energia.

Até mesmo um pouco de aminoácidos essenciais podem ser incluídos em quantidades baixas, se preferir, em um jejum longo que pode se estender de 20 horas a cinco dias.

Essas medidas, mais o consumo de eletrólitos como magnésio (400 a 800 mg por dia e 1 a 1,5 g durante o jejum), potássio, sódio, cálcio e bastante água já devem ser suficientes para aliviar os possíveis sintomas da liberação excessiva de toxinas na corrente sanguínea. E, é claro, tudo isso considerando que você já fez uma transição para a dieta cetogênica, de modo a já ter desenvolvido mitocôndrias suficientes e alterado seu quociente respiratório para você ter virado um queimador de gordura.

Caso não tenha se tornado ainda um queimador de gordura, você poderá sofrer efeitos colaterais com um mero jejum intermitente, por não ter desenvolvido a capacidade de utilizar os ácidos graxos (gordura) e a cetose que estarão abundantemente disponíveis para uso de energia, em meio à redução da insulina e da glicose sanguínea durante o jejum.

Assim, você irá preparar seus sistemas de desintoxicação sem sofrer sintomas desagradáveis ao fazer os jejuns longos, escolhendo os melhores alimentos e suplementos cetogênicos, ricos em nutrientes, para ajudar seu corpo a eliminar substâncias nocivas. Isso reduz os efeitos colaterais desagradáveis do jejum, ajuda a evitar a inundação de toxinas na sua corrente sanguínea, em seus tecidos e órgãos, e a fazer jejuns longos para melhora substancial de vários sistemas do corpo, apoiando seus esforços de emagrecimento sem sentir fome e privação.

Dessa forma, você poderá utilizar o jejum longo como ferramenta de desintoxicação, autofagia e antienvelhecimento sem transtornos, após ter se tornado lentamente e com segurança metabolicamente flexível com as dietas propostas neste livro para que você esteja apto a queimar gordura como combustível, o que caracteriza a dieta cetogênica.

Portanto, a ativação da autofagia por meio de um jejum seguro e bem executado, de preferência com o acompanhamento de um profissional da saúde, é a ferramenta mais importante para você alcançar os efeitos da eliminação de toxinas do seu organismo. Mas não pense que acabou. Seus conhecimentos sobre o protocolo de desintoxicação estão apenas começando. Vamos nos aprofundar mais.

Todos os dias a maioria das pessoas é exposta a toxinas alimentares, metais pesados, produtos químicos, o que pode sobrecarregar os sistemas de desintoxicação do corpo, principalmente se a exposição for alta, contínua e quando o organismo possui variações genéticas desfavoráveis dos genes responsáveis pela síntese de glutationa e outras enzimas envolvidas nas vias de desintoxicação do fígado. Eu, por exemplo, careço de genes responsáveis pela fase 2 de desintoxicação do fígado e de alguns genes que produzem suporte antioxidante para o corpo, por isso sou mais ávido em seguir as recomendações seguintes.

O sistema enzimático da glutationa S-transferase (GST) é composto de uma família de enzimas multifuncionais que desempenham papel importante na desintoxicação e transformação biológica de muitas substâncias tóxicas, como xenobióticos e diversas toxinas. Hoje em dia é muito fácil fazer exames para identificar se você possui cópias dos genes para os polimorfismos genéticos que o tornam mais propenso a ter problemas nos sistemas enzimáticos de desintoxicação. Polimorfismos genéticos são genes específicos que você tem e outras pessoas podem não ter.

Por exemplo, se você possui homozigose GSTM1, isso aumenta seu risco de adquirir várias patologias, incluindo certos tipos de câncer. A homozigose, a posse de dois elos idênticos deste gene em um indivíduo, está associada a maior risco.

Portanto, o polimorfismo de GSTM1, em combinação com outros polimorfismos de enzimas desintoxicantes, é indicador de risco de doenças associadas ao excesso de toxicidade acumulada no seu corpo. Na população brasileira, em comparação com outras populações mais estudadas, a frequência desses polimorfismos se baseia em estudos preliminares, com poucos dados disponíveis. Um estudo com amostras de centenas de pessoas do Rio de Janeiro e de Brasília indica uma taxa de 46% e 49%, respectivamente, do fenótipo de alelo nulo da GSTM1. Tais mutações genéticas causam desvantagens no processo de desintoxicação.

Esse polimorfismo genético, assim como o chamado NTHFR, afeta os níveis de glutationa, responsável pela desintoxicação. Se você tem esses polimorfismos, provavelmente é mais importante ser mais cauteloso e preventivo, consumindo um pouco de glutationa extra, porque toda vez que você é exposto à poluição e à fumaça do cigarro, entre outras substâncias químicas, você está utilizando suas moléculas de glutationa. E se você tem esses polimorfismos, isso o deixa com níveis muito baixos de glutationa, aumentando o risco de diversas patologias crônicas.

Você pode fazer um exame genético para saber se tem mais ou menos facilidade de desintoxicar, em conjunto com os exames de sangue, é claro, que demonstrarão a sua situação atual. O laboratório disponível no Brasil no momento e provavelmente o mais famoso no mundo é o DNA Fit, com preço mais viável, custando 89 dólares nos Estados Unidos. Existem empresas com exames mais avançados nos Estados Unidos, mas no Brasil esse é o único que conheço disponível para o público geral, saudável ou não (muitos laboratórios testam apenas em casos de doenças).

Muita gente possui um sistema de desintoxicação sobrecarregado, seja por variações genéticas, seja pelo excesso de toxinas, como o açúcar, antinutrientes dos grãos, químicos de produtos domésticos de limpeza, produtos de beleza com xenobióticos, disruptores hormonais, derivados de petróleo e pesticidas despejados nos grãos e em certos alimentos. Essas toxinas podem escapar da corrente sanguínea e acumular nos órgãos e tecidos.

Um estudo relativamente recente constatou que é muito fácil prejudicar seus órgãos com quantidades razoavelmente pequenas de produtos de beleza, farmacêuticos e químicos dos alimentos. O consumo de alimentos certos durante o período de alimentação também influencia muito sua capacidade de se desintoxicar.

Alimentos e suplementos podem ajudar seu fígado, rins e trato gastrointestinal a desintoxicar, minimizando os efeitos deletérios das toxinas liberadas e reduzindo a carga em que são liberadas de uma vez durante o jejum mais longo. Consumir os alimentos certos na quantidade certa irá determinar quão efetivamente seu corpo pode se desintoxicar.

É preciso suportar a saúde do seu fígado, rins e intestino para que os canais de eliminação do organismo funcionem adequadamente e, além da dieta, alimentos e suplementos específicos podem ajudar, como quelantes e aglutinantes naturais.

Chlorella

Os quelantes da *chlorella* são ótimos para eliminar certas toxinas e metais pesados do corpo, principalmente arsênico e mercúrio pelas fezes. Muitas das toxinas liberadas na circulação pelo jejum podem ser eliminadas seguramente, em vez de estocadas no tecido adiposo e reabsorvidas, causando sintomas da liberação das toxinas.

L-methylfolato ou 5-methylfolato (5-MTHF)

Esta é a forma biologicamente ativa do ácido fólico que assegura a sua biodisponibilidade, uma vitamina essencial para o organismo que auxilia suas células a eliminarem toxinas nocivas, como produtos químicos e metais pesados, ajudando a preservar a funcionalidade das suas células.

O ácido fólico auxilia o corpo a renovar as células, produzindo e preservando novas células, ao passo que previne danos e alterações no DNA que levam ao envelhecimento e ao câncer. Ele também aumenta o número de células vermelhas, prevenindo anemias, sendo muito importante para a metilação (envolvida na expressão saudável dos seus genes) e particularmente importante para mulheres grávidas para otimizar a saúde do feto.

A metilação adequada reduz a sobrecarga no fígado, ajudando a preservar o suprimento do antioxidante, a glutationa, essencial na saúde e desintoxicação do fígado, sendo o antioxidante mais abundante no corpo para o combate aos radicais livres e regeneração celular. Ao tomar metilfolato com frequência, você ajudará seu corpo a se desintoxicar e promover a proteção do material genético de suas células.

Apenas suplemente com ácido fólico na forma de metilfolato e ignore os multivitamínicos da farmácia ou formas sintéticas de ácido fólico que são mais comumente vendidas no Brasil. Caso queira obter por meio da alimentação também, consuma porções razoáveis de vegetais verde-escuros crucíferos pelo menos quatro vezes na semana ou use o suplemento.

Metilsulfonilmetano

Também conhecido como dimetilsulfona ou MSM, este é um solvente orgânico de enxofre, sendo um componente importante de enzimas, colágeno, proteínas, queratina e hormônios.

MSM é um suplemento importante, envolvido em centenas de processos biológicos da desintoxicação e do metabolismo. Ele é difícil de ser obtido apenas pela dieta. Consumir enxofre é importante para impedir a deficiência da enzima antioxidante glutationa, que elimina toxinas e metais pesados, sendo também essencial para o metabolismo saudável que requer enzimas ativas, as quais são importantíssimas para os processos fisiológicos do metabolismo. O MSM aumenta a produção dessas enzimas, essenciais para o organismo.

Caldo de ossos ou caldo de mocotó é uma fonte rica de enxofre, mas infelizmente a maioria das pessoas não consome mais hoje em dia. Além de experimentar receitas de caldo de ossos, você pode obter esse suplemento para garantir uma desintoxicação ideal, já que o MSM evita que suas células fiquem rígidas e duras, o que impede o corpo de eliminar toxinas e radicais livres.

Ácido alfalipoico

O ácido alfalipoico é um antioxidante poderoso no combate aos radicais livres, pois é capaz de equilibrar o *redox status*, processo essencial para a homeostase celular, que elimina espécies reativas de oxigênio (EROs) e nitrogênio, os chamados radicais livres, além de interagir positivamente com outros antioxidantes, incluindo vitamina C, E e glutationa. Os benefícios não são apenas para a desintoxicação do fígado, pois ele auxilia também no metabolismo da glicose e alguns estudos mostram seu papel na prevenção de câncer e doenças cardíacas.

Em outras palavras, além de desintoxicar metais pesados, como o mercúrio, o ácido alfalipoico ajuda a função hepática, melhora o metabolismo, melhora a absorção de certas vitaminas, auxilia na sensibilidade à insulina e no uso de energia pelos músculos.

N-acetilcisteína (NAC)

A N-acetilcisteína confere diversos benefícios para a saúde, que detalharei mais adiante. Ela é importante na reposição do antioxidante mais poderoso do corpo, a glutationa, para desintoxicar metais pesados e substâncias antígenas ao corpo (substâncias estrangeiras e tóxicas). São aminoácidos também usados no tratamento de condições respiratórias crônicas, para a saúde do cérebro e inclusive para o aumento da fertilidade.

Cardo-de-leite ou cardo-mariano (Milk Thistle)

Este é o nome de uma planta roxa que possui grandes veias brancas e folhas espinhosas grandes.

O cardo-de-leite vem sendo usado como coadjuvante nos protocolos de desintoxicação do fígado para protegê-lo dos efeitos deletérios de toxinas há pelo menos 2 mil anos. Essa erva é muito usada e prescrita por médicos nos Estados Unidos, Europa e mundo afora, muitas vezes para tratamento da esteatose hepática alcoólica ou não alcoólica e hepatite.

As sementes da planta do cardo-de-leite contêm poderosos antioxidantes que fortalecem o tecido hepático, reduzindo a inflamação e regenerando os hepatócitos.

Silimarina

Silimarina é o nome genérico de um grupo de compostos naturais de três flavonoides chamados silibinina, silidianina e silicristina. Conjuntamente, fortalecem as membranas externas das células do fígado, filtrando as toxinas que entram nas células.

Esse poderoso antioxidante extraído do fruto do cardo-mariano também estimula a síntese de proteínas, o que ajuda a regenerar os tecidos hepáticos danificados e reduzir a inflamação. Ou seja, fortalece substancialmente o fígado.

Os estudos com o cardo-de-leite são amplos, com mais de duzentos ensaios clínicos e randomizados conduzidos nas últimas décadas. Mesmo considerando o *design* pobre de alguns desses estudos, as evidências para doenças hepáticas são fortes.

Vitaminas do complexo B

A maioria dos multivitamínicos vendidos no Brasil possui quantidades inferiores de algumas das mais importantes vitaminas do complexo B, vitamina B6, B5 e B2, além de fornecerem a forma não otimizada das vitaminas B12 e B9 (ácido fólico). Isso torna a grande maioria dos suplementos desta classe inferiores em nosso país. Você pode comprar dos Estados Unidos produtos com mais qualidade e com preço muito mais baixo. No site Iherb.com você encontrará a forma superior de suplementos de diversos tipos e geralmente por um terço do preço. Você leu certo, por um terço do preço! Sem contar a quantidade, que na maioria dos casos é muito inferior nos suplementos vendidos no Brasil, o que faz com que muitos suplementos custem mais caro ainda (atente para as variações cambiais do dólar).

Muitos suplementos ainda não são entregues pela Amazon no Brasil, por isso o Iherb ainda é o melhor site para entrega de suplementos em nosso país, com a opção de pagar impostos caros ou muito baratos (há duas opções, ao finalizar as compras, e eu não entendo como alguém poderia escolher a opção mais cara...).

Vale a pena notar que, felizmente, muitos suplementos já estão disponíveis no Brasil. Porém muitos suplementos de boa qualidade só estão disponíveis (sem ser em farmácias de manipulação), no exterior, como multivitamínicos, vitaminas do complexo B, glutationa, entre outros.

As vitaminas do complexo B são extremamente essenciais para o fígado, sendo que seria difícil viver sem elas. As vitaminas B1, B2 e B6 são as estrelas. Infelizmente, como havia dito, as vitaminas B2, B5, B6 e B12 são mais abundantes em suplementos com quantidades inferiores e na forma inferior das vitaminas. A vitamina B6 muitas vezes não está presente nos multivitamínicos do complexo B no Brasil. Ela auxilia o sistema linfático a remover e eliminar as toxinas do sangue e das células.

Existem diversas boas marcas nos Estados Unidos que você pode encomendar pelo iherb.com, com entrega domiciliar geralmente em três semanas. As melhores marcas que eu conheço são a Thorne, Life Extension e Dr. Mercola, sendo que a Life Extension tem o preço mais baixo.

O complexo B também apoia o corpo na desintoxicação da poluição presente nas grandes cidades. Ou seja, além de evitar caminhar nas ruas movimentadas e andar com o vidro do carro aberto, você pode auxiliar seu sistema de desintoxicação de poluentes com esses suplementos e algumas poucas fontes alimentares com alta concentração de vitaminas do complexo B (como o fígado bovino). Isso é um grande problema, visto que a Organização Mundial da Saúde (OMS) estima que mais de 90% da população global tem contato diário com a poluição do ar, fato alarmante que deveria fazer você evitar mais a exposição diária ao ar poluído (vale mais prevenir do que remediar!).

Mais da metade da população mundial possui uma ou mais mutações dos genes metilenotetrahidrofolato (MTHFR), que reduz a capacidade do corpo de sintetizar a forma ativa das vitaminas B12 e B9 (ácido fólico). É por isso que essas mutações genéticas são chamadas por pesquisadores de "Mother fucker genes", referindo-se às mutações dos genes MTHFR (ajuda a decorar o gene e demonstra claramente a desvantagem de possuir essas mutações). E você pode identificar essas mutações nos seus genes fazendo exames genéticos.

Mas, independentemente dos seus genes, você pode suplementar com complexo B diariamente ou três a quatro vezes na semana sem ter nenhum efeito negativo, caso não consuma fígado e coração frequentemente na sua dieta. Além de cápsulas do complexo B três vezes na semana, eu costumo consumir 200 g de fígado bovino e outros órgãos, como caldo de mocotó e coração de galinha, para juntos fornecerem vitaminas do complexo B, colágeno e auxiliar na desintoxicação. Esses suplementos contêm a forma ativa de B9 e B12, metilfolato e metil B12, respectivamente.

Além de serem essenciais para a desintoxicação, eles reduzem a inflamação e melhoram a função do endotélio (monocamada de células achatadas de espessura variável que reveste o interior dos vasos sanguíneos), ao doarem um grupo metil para o aminoácido homocisteína na sua corrente sanguínea, o que reduz os danos induzidos pelo excesso desse aminoácido na camada interna das suas artérias. Falarei mais sobre homocisteína e outros marcadores de saúde no capítulo sobre os melhores exames de rotina e as melhores faixas de referência (as faixas de referência disponíveis para os exames não são boas o suficiente e em muitos exames específicos permitem níveis deletérios à saúde).

Zinco e selênio

Esses minerais essenciais são os mais importantes no processo de desintoxicação e ajudam na eliminação de diversos metais pesados, como arsênico, cádmio e mercúrio.

Zinco é essencial para a fase 1 de desintoxicação, apoiando o mecanismo no qual o fígado usa oxigênio e enzimas para as toxinas ficarem solúveis em água. Deficiência de zinco pode fazer com que metais pesados entrem no lugar em que este mineral atua, substituindo-o.

Já o selênio é essencial para a produção de glutationa e para desintoxicar outros metais pesados que vão além da suplementação de zinco. Tente tomar de 25 a 40 mg de zinco por dia, consumir duas ou três castanhas-do-pará diariamente ou a dose cotidiana recomendada no suplemento de selênio. Mas não se esqueça de que a suplementação de um pouco de cobre junto com selênio é importante na desintoxicação, sendo que eles interagem, afetando a utilização um do outro no trato gastrointestinal, o que os torna úteis para reduzir o estresse oxidativo e melhorar a resposta imune.

Broto de brócolis e semente de brócolis

O famoso composto sulforafano, produzido a partir do consumo do broto de brócolis, tem efeitos na estimulação de enzimas desintoxicantes no organismo segundo estudos em humanos e animais. Um deles demonstrou que esse composto aumenta a excreção de poluentes do ar em 61%.

Sulforafano é um antioxidante e anti-inflamatório que inclusive tem efeito no aumento das mitocôndrias, as fábricas de energia das suas células. E ainda por cima reverte danos no DNA. É um ótimo suplemento, barato e efetivo. A indústria farmacêutica já está testando um análogo sintético do sulforafano chamado sulforadex, para tratamento de câncer.

O processo ocorre quando a enzima mironase converte os glucosinolatos em isotiocianato, o que cria o sulforafano. Portanto, o sulforafano é um isotiocianato sintetizado a partir deste seu precursor glucosinolado dos vegetais verde-escuros, como couve-flor, couve, couve-de-bruxelas, brócolis, rabanete, repolho etc.

A enzima mirosinase transforma o glucosinolato em sulforafano após danos à planta induzidos pela mastigação, logo você pode mastigar o broto de brócolis ou bater o broto ou a semente no liquidificador para produzir sulforafano.

O broto de brócolis ou sua semente são a forma mais concentrada de sulforafano, e você não conseguirá o suficiente apenas consumindo vegetais verdes crucíferos. Mas a boa notícia é que você não precisa consumir todos os dias para obter os benefícios máximos. Você pode consumir a cada dois ou três dias, uma ou duas colheres de sopa de sementes de brócolis batidas no liquidificador ou a semente pré-germinada também batida.

Deixe a semente de molho na água em um recipiente, no dia seguinte escorra em uma peneira e, em seguida, bata no liquidificador com água ou suco verde uma ou duas colheres de sopa e tome a cada dois ou três dias. O que sobrar das sementes, você pode deixar na geladeira para as próximas vezes, repetindo o processo a cada dez dias. Eu consumo a semente de brócolis pré-germinada três vezes na semana, na água, após quebrar meu jejum de 14 ou 15 horas diário.

O sulforafano é um dos antioxidantes mais potentes que existem e com melhor preço e custo-benefício. É um anti-inflamatório e desintoxicante que fortalece suas mitocôndrias produzindo mais energia (ATP) e ativa enzimas que previnem danos ao DNA e desaceleram o envelhecimento.

Ele ativa as vias Nrf2 do corpo, uma das vias anti-inflamatórias mais potentes, controlando a produção de antioxidantes pela ativação do chamado elemento de resposta antioxidante (ARE), o desencadeador-chefe que controla a resposta de antioxidantes do corpo.

Além disso, o sulforafano ativa enzimas de desintoxicação que também, além de eliminar toxinas, eliminam células tumorais, evitando o crescimento de tumores em roedores, além de ajudar a reverter o câncer em seres humanos, de acordo com estudos mais recentes.

RECAPITULANDO...

- Adotar hábitos de vida que condizem com os principais pilares da longevidade é o passo mais importante.
- Dieta cetogênica ou cetogênica cíclica, jejum intermitente, seguir o relógio biológico dormindo cedo, tomar sol diariamente, fazer sauna ou banho gelado, consumir água mineral, fazer atividades físicas e movimentar-se ao longo do dia são práticas essenciais.
- Adotar dietas e protocolos cientificamente testados, como o protocolo de autofagia e regeneração celular, que envolve dieta alta em gordura, baixa em carboidratos, com ciclos de proteínas e treino intervalado.
- Exemplos de protocolos extremamente eficazes são o *keto fast*, jejum cetogênico do dr. Joseph Mercola, e o *keto reset diet*, do ilustre Mark Sisson.
- Todos os protocolos incluem elementos de jejum diário de 14 a 18 horas (ou janela comprimida de alimentação), dieta cetogênica cíclica ou cetogênica constante.
- No protocolo do dr. Mercola, jejuns de 24 horas ou mais longos, uma ou duas vezes na semana, são essenciais.
- Faça jejum de 20 a 24 horas pelo menos uma vez a cada 15 dias, o que é prático e se enquadra nos melhores protocolos de jejum (duas vezes na semana, se for diabético ou tiver muita dificuldade para perder peso).
- Há várias medidas mais específicas que você pode tomar para desintoxicar e fazer o jejum mais longo, incluindo consumir os eletrólitos sódio, magnésio e potássio, tomar muita água e carvão de coco ativado.
- Alimentos e suplementos podem ajudar seu fígado, rins e trato gastrointestinal a desintoxicar antes e durante o jejum.
- É importante incluir na dieta alimentos e suplementos que ajudam o corpo a desintoxicar e, assim, a não reabsorver nos órgãos e tecidos, como o cérebro, as toxinas liberadas na circulação do tecido adiposo durante jejuns de mais de 20 horas.

- Alguns vegetais, principalmente crucíferos, favorecem a desintoxicação no fígado, suportando as fases de desintoxicação.
- O consumo de eletrólitos como magnésio (400 a 800 mg por dia), potássio, sódio e cálcio é essencial para esportistas e praticantes de jejum.
- Virar um queimador de gordura antes de começar a fazer jejum é essencial, pois em um queimador de carboidratos os benefícios do jejum não serão tão grandes, e isso irá necessitar de mais tempo de jejum.
- A ativação da autofagia pelo jejum seguro e bem executado é a ferramenta mais importante para você alcançar os efeitos da eliminação de toxinas e a regeneração celular.
- Todos os dias a maioria das pessoas é exposta a toxinas alimentares e ambientais, como poluição, metais pesados, produtos químicos e produtos de beleza e de limpeza, o que pode sobrecarregar os sistemas de desintoxicação do corpo.
- Sua genética é determinante na capacidade de seu corpo se desintoxicar.
- Existem variações genéticas desfavoráveis dos genes responsáveis pela síntese de glutationa e enzimas envolvidas nas vias de desintoxicação do fígado.
- Você pode descobrir sua genética por meio de exames genéticos (no Brasil, o laboratório DNA Fit já está disponível, um dos mais famosos do mundo no momento).
- Se você possui homozigose GSTM1, isso aumenta seu risco para adquirir várias patologias, incluindo certos tipos de câncer, associadas ao excesso de toxicidade acumulada no seu corpo.
- Na população brasileira, um estudo identificou uma taxa de mais de 46% do fenótipo de alelo nulo da GSTM1.
- Esse polimorfismo genético, assim como o chamado NTHFR, afeta os níveis de glutationa, responsável pela desintoxicação.
- Se você tem esses polimorfismos, provavelmente é importante ser mais cauteloso e preventivo, consumindo glutationa extra e seguindo melhor o protocolo de desintoxicação.

- Muita gente possui um sistema de desintoxicação sobrecarregado, seja por variações genéticas, seja pelo excesso de toxinas, químicos e poluentes.
- Evite toxinas na forma de açúcar, grãos ricos em antinutrientes, químicos de produtos de limpeza doméstica, produtos de beleza com xenobióticos, disruptores hormonais, derivados de petróleo e pesticidas despejados nos grãos, como o glifosato (evite grãos).

Mais informações para uma desintoxicação completa

O corpo humano passa por fases anabólicas, quando o corpo sintetiza moléculas e constrói estruturas, e fases catabólicas, quando há degradação de energia no corpo, com a degradação de moléculas e estruturas. Autofagia é uma palavra de origem grega (*auto* = eu e *fagia* = comer) que significa "autoalimentação". É um processo catabólico, pois componentes tóxicos e nocivos do citoplasma e organelas velhas são enviados para o lisossomo para fazer uma espécie de autodigestão, decompondo essas moléculas, eliminando moléculas muito danificadas e renovando as que ainda estão funcionais para serem reutilizadas.

Há fases catabólicas e anabólicas no dia a dia e a variação é a chave para que seu corpo funcione da melhor maneira possível. Portanto, os períodos de alimentação e jejum devem ser prezados para otimizar o anabolismo e as vias catabólicas da autofagia.

Novamente, a desintoxicação anda de mãos dadas com a autofagia, e a forma mais potente de otimizar a autofagia é por meio do jejum intermitente e jejuns longos. No entanto, ainda é preciso mais do que o jejum para se desintoxicar plenamente.

Portanto, boas práticas de vida como o jejum intermitente diário, bom sono, sauna, suplementos e alimentos específicos fazem parte do protocolo de desintoxicação utilizado por muitos médicos e pesquisadores, como o renomeado dr. Bryan Walsh, autor do excepcional *podcast Nourish and Balance*, que treina milhares de profissionais da saúde nos Estados Unidos. E do dr. Dan Polpa, médico especializado em desintoxicação que também conduz treinamento de seu protocolo de desintoxicação para milhares de profissionais nos Estado Unidos, sendo uma das principais autoridades mundiais na matéria.

Eu vou contar a vocês as dicas finais do protocolo de desintoxicação, que podem fazer uma grande diferença para qualquer pessoa, principalmente se estiver com sintomas intestinais, baixa de energia, hipotireoidismo, queda de cabelo, baixos níveis de energia ou com os exames de urina ou de cabelo (mineralograma) indicando acúmulo de metais pesados no seu organismo.

Muita gente hoje em dia sofre desses problemas, com fígado gordo (esteatose hepática), assim como quem tomou álcool ao longo da vida ou fumou por alguns anos. Mas mesmo que você não tenha esses problemas, o protocolo de desintoxicação pode otimizar seu organismo como um todo.

Medidas necessárias para a desintoxicação

É importante incluir alimentos e suplementos que ajudem o corpo a se desintoxicar e, portanto, a não reabsorver nos órgãos e tecidos as toxinas liberadas na circulação provenientes do tecido adiposo.

Alguns alimentos e suplementos podem atrapalhar a desintoxicação. Por exemplo, baixos níveis do principal composto do açafrão (cúrcuma) atrapalham a desintoxicação quando o suplemento de cúrcuma contém peperina, o princípio ativo da pimenta-do-reino (pimenta-preta). A peperina aumenta a absorção do principal composto anti-inflamatório da cúrcuma (a curcumina) em até 20 vezes, o que é ótimo, mas atrapalha a desintoxicação, inibindo a fase 3 do fígado. Portanto, consuma cúrcuma com peperina ciclicamente ou compre suplementos de cúrcuma de alta absorção sem a peperina da pimenta.

Por esse motivo eu uso uma fórmula de cúrcuma otimizada sem peperina e que aumenta a absorção da curcumina em 285 vezes ou mais. Atualmente há pelo menos três marcas nos Estados Unidos que aumentam a absorção e o tempo de vida da curcumina no sistema, sem o uso de peperina. Com eles a vida útil da cúrcuma pode ser aumentada de 2,5 horas para mais de 5 ou 8 horas, dependendo da marca e com uma biodisponibilidade pelo menos 60 vezes maior.

Evite toxinas alimentares e ambientais

Evitar endotoxinas é tão importante quanto evitar metais pesados (embora a literatura sobre metais pesados seja mais antiga). As endotoxinas em excesso são extremamente prejudiciais à saúde e podem destruir o intestino das pessoas, causando inflamação, síndrome do intestino irritável e aumento de sua permeabilidade, o que predispõe o organismo a uma série de ataques de patógenos, doenças autoimunes e toxinas alimentares.

As endotoxinas são contaminantes ambientais e ocupacionais transportados pelo ar e são comuns na agricultura.

Também conhecidas como lipopolissacarídeos (LPS), as endotoxinas são grandes moléculas que consistem em lipídios e polissacarídeos. O LPS forma o principal componente da membrana externa das bactérias gram-negativas, o que é essencial para manter a integridade física das bactérias em contra-ataques químicos.

Quando as bactérias morrem, as endotoxinas são liberadas, e isso as torna muito perigosas, espalhando sua contaminação. Elas são produtos de contaminação do ambiente, difíceis de eliminar por meios comuns de esterilização, e ainda por cima podem causar consequências mortais quando introduzidas no corpo humano.

Então, qual é a melhor forma de nos protegermos contra os efeitos deletérios das endotoxinas quando não temos muito controle sobre sua exposição?

Podemos minimizar a exposição a toxinas ambientais, de modo a não sobrecarregar o sistema e não deixar o intestino permeável, tornando o organismo propenso aos danos das endotoxinas. Portanto, em primeiro lugar, conserte seu intestino para evitar a exposição às endotoxinas, não ingerir carboidratos, glúten, pesticidas mortais como o glifosato e os antinutrientes dos grãos como ácido fítico, oxalato, lectinas e inibidores de enzimas digestivas.

Ter um intestino permeável, em questão de anos pode ser a diferença entre a vida e a morte, e em questão de semanas, a diferença entre o bem-estar e o mal-estar.

Além de evitar a permeabilidade intestinal e toxinas alimentares, é importante também evitar toxinas ambientais como as encontradas em certos produtos de limpeza e de beleza e aquelas que estão presentes em produtos alimentares com pesticidas, herbicidas e xenobióticos, pois são potencialmente deletérios, principalmente em pessoas mais sensíveis.

Os xenobióticos são compostos químicos que atuam como antígenos ao organismo, ou seja, estranhos ao nosso sistema biológico. O termo "xenobiótico" vem do grego, *xenos*, que significa "estrangeiro". Eles podem aumentar no sangue com o uso de produtos industrializados e também com uma dieta hipocalórica, que altera a microbiota humana (as bactérias do intestino). Por esse motivo, especialistas em desintoxicação recomendam que a restrição calórica ou jejum sejam feitos com acompanhamento de alimentos e suplementos que auxiliam a desintoxicação.

Dessa forma, além de todos os suplementos mencionados, os vegetais verde-escuros, como brócolis, couve-flor, couve-manteiga, repolho, entre outros, auxiliam no processo de desintoxicação. Aipo (salsão) e ácido málico são ótimos para acompanhar um *shake detox* para quebrar o jejum ou mesmo quando incluídos nos pratos principais, assim como o feijão-mungo e outros suplementos. Alho e cebola também auxiliam e são ótimos para temperar os pratos.

Somando todos esses suplementos e alimentos, mais as práticas potentes para auxiliar a desintoxicação, como a sauna, você terá todo o suporte de que precisa para um processo de desintoxicação eficaz e uma vida saudável. A sauna, particularmente, faz com que o corpo produza um suor passivo, que é mais eficaz na desintoxicação do que o suor produzido pelos exercícios (o suor ativo) e, por isso, é uma grande aliada na desintoxicação, além de produzir efeitos substanciais no aumento da longevidade e redução de doenças cardíacas, que irei abordar nos próximos capítulos.

A esta altura do campeonato, espero que você já tenha entendido os efeitos deletérios das toxinas, que muitas vezes são inclusive geracionais, ou seja, transmitidos de geração para geração. Por isso é extremamente importante que sejam eliminadas a todo custo para que, além de melhorar sua saúde, melhore a saúde dos futuros filhos de quem ainda os terá.

Mais além, as toxinas podem cegar receptores hormonais, causando seu desequilíbrio, hipotireoidismo, já que a conversão do hormônio T4 para T3 ativo acontece no fígado, que é onde muitas toxinas agem impedindo essa conversão, fazendo com que os receptores das células não recebam os sinais do hormônio T3 ativo. Por esse motivo, toxinas de plantas podem causar bócio (aumento excessivo da tireoide) associado ao hipotireoidismo.

É muito comum em países que passaram por períodos de guerra e fome, quando a carne se torna uma *commodity* escassa, os níveis de bócio subirem dramaticamente, devido ao aumento do consumo de alimentos de fontes vegetais, como grãos e legumes excessivos (alimentos para sobrevivência, não para a saúde).

O desequilíbrio de outros hormônios causado por toxinas pode desencadear problemas de fertilidade, além de certas toxinas causarem doenças autoimunes devido à permeabilidade intestinal, como o glúten, uma das mais presentes toxinas modernas.

Toxinas também podem afetar a metilação, que é um processo envolvido na expressão genética, de modo a silenciar genes que não deveriam ser silenciados e ativar genes que promovem doenças crônicas. Tão importante quanto isso é a suplementação de minerais, como zinco, ácido fólico e vitaminas do complexo B, que, além de ajudarem a desintoxicar, promovem melhor expressão dos seus genes.

Já o glifosato, um herbicida potente e sistêmico usado nas plantações de grãos, que foi liberado no Brasil pela Anvisa em 2019, é um dos herbicidas mais prejudiciais para a saúde humana. É um desastre para ela, potencialmente mais perigoso para muita gente do que o glúten. O glifosato, em breve, será difundido no Brasil e utilizado em diversos grãos – além de possuírem antinutrientes perniciosos, ainda estarão equipados com mais uma grande arma perigosa. Então, além de reduzir a sua exposição às toxinas modernas, o protocolo de desintoxicação lhe permitirá eliminá-las com mais facilidade, contanto que siga os quatro pilares da desintoxicação do dr. Dan Polpa, que treinou milhares de médicos nos Estados Unidos. Esses pilares consistem em:

1. Comer gorduras boas para estimular a produção de bile produzida pela vesícula, fígado e pâncreas, que elimina as toxinas.

2. Fortalecer as membranas celulares, consumindo gorduras poli-insaturadas ômega 3 e evitando gorduras ômega 6, que desestabilizam as membranas celulares.

3. Restaurar a função celular por meio da autofagia, o mecanismo de regeneração das nossas células, estimulado substancialmente apenas pelo jejum e pela dieta cetogênica.

4. Fortalecer e criar novas mitocôndrias, a chamada "biogênese mitocondrial", reforçando as usinas de energia das nossas células, principalmente por meio de exercícios intensos e da dieta cetogênica.

Em outras palavras, todos esses pilares da desintoxicação recuperarão a função celular e, por fim, a desintoxicação.

Também existem substâncias ligantes e aglutinantes, os chamados *binders*, que agarram as toxinas para eliminá-las. Existem ligantes orgânicos e inorgânicos de toxinas. Eles ficam no intestino, e quando o fígado joga para fora a bile, há um ligante que agarra as toxinas para que não sejam reabsorvidas.

Então temos dois tipos de ligantes. Um tipo que ajuda a eliminação das toxinas no intestino e outro que penetra nas células e retira as toxinas de dentro para fora. Há suplementos diversos para ambos os tipos de ligantes, incluindo muitos dos quais citei.

Além destes, os dois remédios mais comuns usados no protocolo de desintoxicação do dr. Dan Polpa e dr. Walshy são os ligantes que penetram nas células e removem as toxinas de dentro para fora e não são ligadores do intestino, como o carvão ativado e a *chlorella*, por exemplo. São o DMSA e DMPS, ácidos dimercaptossuccínicos. Para usá-los, você terá que encontrar um médico para obter uma receita, caso necessário. O protocolo de desintoxicação completo é tipicamente utilizado com uma frequência de quatro a seis vezes ao ano nas clínicas de desintoxicação, com duração de dez dias a duas semanas.

O enema de café é outra ferramenta que auxilia na desintoxicação e infelizmente no Brasil não é muito difundido, embora já estejam presentes os enemas de água em algumas clínicas especializadas.

Somando todos esses elementos do protocolo, a desintoxicação poderá ser bem-sucedida, a autofagia aumentada para se livrar de componentes celulares danificados, agregados de proteínas nocivas e fazer a manutenção das partes novas das células. Essencialmente para quem passou anos consumindo alimentos processados, expostos a produtos químicos e produtos de limpeza deletérios, tomou muitos medicamentos de uma vez ou ficou internado. Até mesmo para quem bebeu todos os finais de semana, anos a fio, somado ao excesso de carboidratos diários e agora tem um fígado gordo, podendo ter uma mistura de esteatose hepática alcoólica e a moderna esteatose hepática não alcoólica, que não era difundida na população algumas décadas atrás.

Autofagia é para todo o mundo e a desintoxicação também, mesmo que você não tenha carga excessiva de toxinas no corpo. Ativar as células-tronco por meio da autofagia, promover a morte celular de células velhas pela apoptose, livrando-se delas e fortalecendo as células boas, fazem parte do processo que poderá lhe trazer uma vida muito mais longa e saudável.

RECAPITULANDO...

- Comer gorduras boas para estimular a geração de bile produzida pela vesícula, fígado e pâncreas, que elimina as toxinas.

- Fortalecer as membranas celulares consumindo gorduras poli-insaturadas ômega 3 e evitando gorduras ômega 6, que desestabilizam as membranas celulares.

- Restaurar a função celular por meio da autofagia, o mecanismo de regeneração das nossas células, estimulado substancialmente apenas pelo jejum e pela dieta cetogênica.

- Fortalecer e criar novas mitocôndrias, a chamada biogênese mitocondrial, que fortalecem as usinas de energia das nossas células, principalmente por meio de exercícios intensos e dieta cetogênica.
- Evitar o "fígado gordo" sem beber diariamente e sem consumir carboidratos, assim como óleos vegetais de sementes processadas.
- Fazer exame de sangue e diagnóstico com acompanhamento de um profissional, de modo que possa usar algumas dessas práticas do protocolo de desintoxicação, caso necessário.
- Todo mundo pode usar o jejum, suplementos e alimentos específicos para acelerar o processo de desintoxicação, junto com a dieta cetogênica.
- O suor passivo da sauna acelera o processo de desintoxicação, além de gerar vários benefícios para a saúde, como redução do risco de doenças cardíacas e mortalidade por todas as causas com a sua prática frequente.

Os incríveis benefícios da sauna: além da desintoxicação

Existem diversas práticas importantes e extremamente eficazes em otimizar a saúde humana, e sou obrigado a abordar uma das mais eficazes, que acabou se tornando uma das minhas prediletas devido à qualidade das evidências científicas, que são arrebatadoras em diversos âmbitos da saúde, inclusive na melhora do humor e da saúde cerebral: a sauna. Ela é uma prática incrível!

Há diversos estudos com a sauna e o interesse nos Estados Unidos vem explodindo nos últimos anos. Eu faço duas ou três vezes na semana e considero algo que não tem preço. É uma prática que faz você sair renovado. Vale um milhão de dólares!

Qualquer um pode achar uma academia com sauna no Google Maps e se matricular. Todo mundo pode fazer, é só querer. Eu particularmente faço no meu condomínio e nos hotéis, nas férias também.

Decidi constantemente explorar o seu impacto e benefícios para a saúde da exposição aguda ao calor na forma de saunas por uma razão simples: ela é uma tradição humana muito comum, praticada por várias culturas há milênios e, é claro, estou sempre curioso sobre culturas antigas e tradicionais, que são um grande foco do meu *blog*, o Primal Brasil, meu canal do YouTube e meus outros livros. A palavra "primal" vem de populações primitivas – no sentido de serem historicamente as primeiras.

Então, por exemplo, os povos indígenas da América do Norte tinham suas tradições em suas cabanas de sauna; os povos da América Central possuíam o *temazcal*, uma tenda de suor um tanto sofisticada. Os romanos tinham as termas, que eles copiaram dos gregos e as desenvolveram.

Os estudos, na maioria, são finlandeses, já que a sauna é uma febre na Finlândia, onde tradicionalmente as pessoas fazem coletivamente, com a família e amigos. Dois detalhes curiosos da prática dos finlandeses é que, tradicionalmente, ficam um longo tempo na sauna, podendo passar nela mais de uma hora seguida. No entanto, para que aguentem e tornem esse feito prazeroso, eles costumam pular no lago gelado nos intervalos, e assim, além de gozar mais tempo da sauna, aproveitar os efeitos benéficos e revigorantes da termogênese gelada na biologia humana. E, em segundo lugar, eles muitas vezes ainda fazem sauna completamente nus, como seus ancestrais faziam, inclusive com os membros da família. Enfim, é uma coisa bem ancestral e tradicional, nada surpreendente.

A sauna oferece muitas vantagens. Resumirei os benefícios dos principais estudos epidemiológicos e clínicos:

- Beneficia esteticamente, pois queima gordura corporal.
- Ativa o sistema linfático para a desintoxicação.
- Melhora o sistema cardiovascular.
- Melhora a recuperação de exercícios e crescimento muscular.
- Melhora o sistema imunológico.
- Melhora a função cerebral.
- Aumenta a longevidade.

Os benefícios estéticos de queima de gordura corporal são tão bem documentados na literatura como os outros efeitos positivos da sauna. Isso é, em parte, devido ao gasto calórico, em parte devido ao aumento do hormônio do crescimento (GH), que pode ser multiplicado durante e após algumas horas da terapia da sauna, e, por fim, em parte devido ao crescimento de gordura marrom, se houver intervalos de banho gelado, um tipo de gordura metabolicamente mais ativa que, por ser rica em mitocôndrias, induz à queima de gordura branca, visceral e subcutânea.

A sauna melhora a recuperação de exercícios e aumenta o crescimento muscular em animais.

A melhora do sistema imunológico e a redução da inflamação são bem notáveis, devido ao estresse bom causado por essa prática, o que chamamos de estresse hormético (*hormesis*), de forma parecida com a prática de atividade física. A típica frase "o que não me mata me fortalece" é o que os exercícios, banhos gelados e a sauna fazem, tornando o corpo mais forte e mais resistente a doenças por meio de adaptações epigenéticas favoráveis no nível celular. E, no caso da sauna, na ativação de certos genes favoráveis em atrasar o envelhecimento, como o FOXO 3, e no silenciamento de genes indesejados.

Quanto à melhora da função cerebral, isso acontece devido ao aumento de fatores neurotróficos BDNF (*Brain Derived Neurotrophic Factor*) ou Fator Neurotrófico Derivado do Cérebro, que potencializa o crescimento de novos neurônios e conexões cerebrais, a chamada neurogênese. A neurogênese ocorre no hipocampo, com a sauna, na parte do cérebro responsável pela formação da memória, tornando os seus entusiastas não apenas mais alertas e bem-humorados como também mais aptos mentalmente como um todo. Vale notar que exercícios físicos proporcionam benefícios semelhantes nesse sentido.

Estudos com a sauna

Houve um aumento da expectativa de vida de ratos, minhocas, leveduras e outros animais expostos ao calor da sauna. Eles viveram mais e com mais saúde, o que contribuiu para o interesse dos cientistas em investigar mais a fundo os efeitos da sauna na saúde humana.

Em humanos, a mais recente pesquisa sobre sauna diz respeito a algo que todos os pesquisadores buscam saber: o efeito na mortalidade por todas as causas.

Pesquisadores de um dos principais estudos feitos com a sauna, publicado em 2015 no jornal científico *American Medical Association* (JAMA), rastrearam os hábitos de saúde de 2.315 homens finlandeses e encontraram correlações notáveis entre a sauna e um menor número de eventos cardiovasculares. Em outras palavras, sentar-se em uma sala muito quente com um bando de homens pelados protege contra ataques cardíacos fatais.

Brincadeiras à parte, os homens que usaram a sauna de cinco a sete vezes por semana tiveram uma redução de 48% no risco de ataque cardíaco fatal em comparação com os que tomavam uma vez por semana. Um resultado chocante. E quem faz sauna duas ou três vezes por semana teve um risco 23% menor de ataque cardíaco fatal em comparação com os que usaram apenas uma vez por semana.

Resumindo, quanto mais os homens usavam a sauna, maior a proteção, o que sugere que os efeitos cardiovasculares são proporcionais à dose recebida. Mas não apenas a sauna esteve associada à saúde arterial, como resultados semelhantes foram encontrados para a mortalidade por todas as causas também. Esse estudo populacional epidemiológico demonstrou que pessoas que fazem sauna têm menor mortalidade por todas as causas proporcionalmente à dose, sendo que fazer sauna de cinco a sete vezes na semana reduziu a mortalidade dos participantes em quase 30%.

Já os ensaios clínicos, assim como o estudo finlandês com a sauna, mostram aumento da capacidade antioxidante das células. A terapia com sauna ativou as defesas antioxidantes no sangue de voluntários saudáveis e diminuiu o estresse oxidativo na insuficiência cardíaca crônica também. Isso quer dizer que pacientes com insuficiência cardíaca crônica tiveram a função endotelial significativamente melhorada.

O colesterol dos participantes melhorou, assim como o perfil lipídico com aumento do colesterol bom (HDL) e redução do colesterol ruim, os triglicérides.

Também houve melhora na sensibilidade à insulina, com reflexos positivos sobre os níveis de insulina e o controle glicêmico dos participantes, que são extremamente importantes em retardar o envelhecimento.

A sauna também beneficia o sistema imune. O aquecimento da sauna induz a um tipo de febre leve, com a elevação de temperatura de 0,9 °C, o que fortalece o sistema imune de modo parecido à forma com que a febre atua na cura de doenças, auxiliando o sistema imune a combater vírus e bactérias patógenas.

E algo muito chocante é o fato de que o hormônio do crescimento aumenta em pelo menos 140% com uma sauna suficientemente aquecida a 70 ºC ou 80 ºC. Em um estudo realizado por Leppäluoto e sua equipe chamado "Efeitos endócrinos de banhos repetidos de sauna"[25], duas horas de sauna aumentaram o hormônio do crescimento em 16 vezes! Vou repetir: 16 vezes! Conheço gente que gasta mais de 2 mil reais por mês para tomar injeções diárias de hormônio do crescimento. Eu trocaria pela sauna.

Tanto para os amantes da saúde e da longevidade quanto para a estética, os benefícios da sauna são imensos. Além de induzir a um aumento da testosterona e melhorar a performance física, o aumento da circulação sanguínea e o aumento do volume plasmático, proporciona mais oxigenação e energia para as diversas células do corpo. As fábricas de energia das nossas células, as mitocôndrias, são aumentadas e assim a ATP (energia) é otimizada.

E algo interessante é que é aumentada a ativação das proteínas de choque térmico, essenciais para a longevidade e a função metabólica. Como consequência, a gordura marrom é produzida, o que queima gordura corporal e ativa enzimas e genes da longevidade, como FOXO 3. Este gene está mais presente em pessoas centenárias e, portanto, é chamado gene da longevidade. É incrível o fato de a sauna causar ativação desses genes, tornando-a uma das modulações epigenéticas mais potentes no momento.

Mais além, a prática frequente de sauna ativa a via anti-inflamatória NRF-2, reduzindo citocinas inflamatórias e os marcadores de inflamação. Realmente, os benefícios parecem não ter fim e, por isso, precisam ser mais estudados clinicamente, embora os estudos atuais já demonstrem bons resultados.

E, por fim, a sauna é mais eficiente que exercícios na desintoxicação, pois o suor passivo da sauna é diferente do suor ativo dos exercícios, de modo a movimentar melhor o sistema linfático, que faz parte do sistema de desintoxicação do corpo. Logo, sauna, trampolins, plataformas vibratórias, exercícios e massagens são ótimos para movimentar o sistema linfático.

Novamente, diversas instituições médicas e profissionais dos Estados Unidos usam a sauna como protocolo de desintoxicação, como, por exemplo, o dr. Bryan Walsh, autor do excepcional *podcast Nourish and Balance*, e do dr. Dan Polpa, médico especializado que já conduziu treinamento de seu protocolo de desintoxicação para milhares de médicos nos Estados Unidos.

Naturalmente, o protocolo de desintoxicação é mais complexo que apenas usar a sauna, mas ela é um ótimo começo. Parcialmente, ao menos, poderá fazer uma diferença enorme, principalmente se aliada aos suplementos, a plataformas vibratórias e todas as outras práticas.

Então, não deixe de se matricular em uma academia que tenha sauna e certifique-se de que está incluindo boas práticas de vida, como o jejum, dormir cedo e bastante, fazer sauna pelo menos duas vezes na semana e implementar o protocolo de desintoxicação algumas vezes ao ano.

RECAPITULANDO...

- A utilização de sauna, trampolins, plataformas vibratórias, exercícios e massagens são ótimos para movimentar o sistema linfático.

- O aquecimento da sauna induz a um tipo de febre leve, com elevação de temperatura em 0,9 °C, o que fortalece o sistema imune.

- O hormônio do crescimento aumenta substancialmente com uma sauna aquecida a 70 °C ou 80 °C.

- Ensaios clínicos mostram aumento da capacidade antioxidante das células com a sauna.

- A sauna diminuiu o estresse oxidativo também na insuficiência cardíaca crônica.

- Ela melhora o colesterol, com o aumento do colesterol bom (HDL) e a redução do colesterol ruim (os triglicérides).

- O uso de sauna reduziu doenças cardíacas e a mortalidade por todas as causas em humanos.

- O calor da sauna aumenta a expectativa de vida de ratos, minhocas, leveduras e outros animais. Eles vivem mais e com mais saúde.

Os incríveis benefícios do sol

Coisas como exercício, frio, calor e radiação solar podem matar quando em excesso, mas na quantidade adequada realmente deixam você mais resiliente. Vou explorar, com mais detalhes, os prazeres do sol, seu efeito no corpo humano na questão hormonal, no humor, nos neurotransmissores e nos marcadores de saúde.

Então o sol é extremamente importante para a saúde humana e dos animais. Quantas horas de sol você toma por semana? Pense: se você toma em média mais de 20 minutos de sol por dia, você está no caminho certo.

Quanto mais sol você tomar, melhor. Quando eu digo para tomar sol, não quero dizer ficar exposto ao sol escaldante de 35 °C, sem protetor, por muito tempo. No Brasil, somos brindados com um clima que oferece sol em temperaturas quentes o ano todo e, para não causar danos à pele, provocando o envelhecimento precoce, várias medidas são recomendadas. Irei abordá-las com mais detalhes adiante.

Um sol de 21°C a 28°C, perto do meio-dia, é mais ameno e condizente com um bronzeado saudável, sem castigar a pele, promovendo uma coloração dourada e brilhante. O protetor pode atrapalhar muito os benefícios do sol, a não ser que esteja em um ambiente com temperatura mais alta e por tempo mais prolongado, o que permite que, mesmo com o protetor solar, os raios solares sejam absorvidos. Portanto, em temperaturas muito altas, tente tomar apenas 15 a 20 minutos de sol sem protetor, mas se for ficar mais que isso, use o protetor, pelo menos nas partes mais expostas e naquelas menos acostumadas com o sol.

O sol é extremamente importante para a produção hormonal e de neurotransmissores, como a serotonina, vitamina D, melatonina e testosterona, para aumentar o fluxo sanguíneo que nutre os tecidos, para melhorar a função sexual e assim por diante. Se não toma sol, você realmente está perdendo uma das fontes mais acessíveis e importantes para a sua saúde.

Como havia dito, o sol é extremante importante para a vida no planeta Terra, para o crescimento das plantas e, inclusive, para o crescimento das suas mitocôndrias, gerando mais energia no seu corpo. Todos os órgãos e tecidos são brindados com mais fluxo sanguíneo, maior transporte de oxigênio e melhor produção de ATP (energia).

Sauna, plataforma vibratória, entre muitas outras coisas que sempre recomendo, são acessíveis para grande parte da população: basta comprar uma plataforma, se inscrever em uma academia que tenha sauna ou se expor ao sol em um quintal, na praia, na piscina ou no jardim. É realmente muito fácil e ninguém pode negar.

O fato triste é que, hoje em dia, muita gente tem medo do sol, acha que faz mal, pode causar câncer de pele e, por isso, realmente tem fobia de sol. Mas a verdade é que ficar sem sol realmente é muito pior para a saúde, em alguns casos pode ser um desastre total, como no de esclerose múltipla e outras doenças autoimunes, muito exacerbadas com a falta de sol e de vitamina D.

Realmente várias fobias do sol são infundadas, sendo que muitos profissionais da saúde estão fazendo um desserviço à sociedade ao recomendar não tomar sol e usar protetor solar sempre, de modo a bloquear totalmente os efeitos maravilhosos do sol na saúde humana.

O sol em excesso com temperatura excessivamente alta pode destruir sua pele, principalmente a bem branca, porém o sol com temperaturas moderadas, em um corpo saudável, não inflamado e resistente à insulina, realmente reduz a chance de câncer de pele, o melanoma.

Os estudos populacionais demonstram que a exposição ao sol reduz o risco de melanoma, não o contrário. É isso que os estudos epidemiológicos mostram. Pessoas que trabalham em ambientes fechados têm mais câncer de pele do que as que trabalham expostas ao sol: é fato.

O sol é vital para a saúde. Quando a luz solar natural atinge a pele, ela desencadeia a produção de vitamina D no corpo. A vitamina D também é conhecida como "a vitamina do sol".

O sol em doses moderadas protege o corpo contra a inflamação, reduz a pressão arterial elevada, ajuda os músculos, melhora a função cerebral e pode até mesmo proteger contra o câncer de pele[26], ao contrário do que muita gente pensa, no caso específico do melanoma, que é o principal câncer de pele. Baixos níveis de sol também podem acelerar doenças cardíacas, câncer de próstata e demência.

Seu corpo deve estar frequentemete exposto ao sol, como nossos ancestrais faziam, pois a exposição à luz solar durante o dia é ótima para saúde e para o bem-estar. É aconselhado pela maioria das organizações internacionais de saúde expor-se por pelo menos 15 minutos à luz solar por dia sem protetor solar. Uma forma muito eficaz de tomar sol leve durante o dia é passando protetor solar apenas no rosto, que é a parte mais sensível e menor, deixando todo o resto do corpo exposto ao sol. A exposição mais próxima ao meio-dia fornece os maiores benefícios por causa da maior presença dos raios UVB nesse horário.

A exposição ao sol tem um enorme impacto sobre a depressão e o transtorno afetivo sazonal, que é a depressão do inverno em climas frios, além da qualidade do sono. Incluir sol na sua vida pode até promover a perda de peso, de acordo com um novo estudo publicado em novembro de 2017[27].

O Brasil, um país tropical, proporciona sol o ano todo, inclusive em São Paulo e no sul do país. Faça uma caminhada diária sob o sol, vá para a piscina do seu prédio nos finais de semana, parque, praça ou praia. O sol é pra todo mundo e é grátis!

Você ficará surpreso ao ver que gastar um pouco de tempo ao ar livre pode ajudar na sua saúde e na qualidade de vida. Você pode ler um livro ou escutar audiobooks enquanto toma sol ou apenas ouvir uma música enquanto caminha ou pratica alguma atividade física ao ar livre.

Tomo em torno de uma hora de sol por dia, nos dias ensolarados. Todo dia, antes de trabalhar, eu leio ou caminho no parque sob o sol e tento tomar o sol do meio-dia por pelo menos dez minutos. Em alguns finais de semana vou à praia praticar surfe. O sol é incrível!

Agora, o que não é incrível são os protetores solares modernos. Eles realmente não são incríveis. São repletos de químicas e substâncias tóxicas derivadas de petróleo e disruptores hormonais. Muitos ainda possuem parabenos. Infelizmente, como a maioria dos produtos de beleza modernos, os protetores solares podem ser muito problemáticos, principalmente para quem tem mutações genéticas nos sistemas de desintoxicação do corpo, como a glutationa.

Inclusive um novo estudo como o de 2016, realizado pelo pesquisador *Downs* e sua equipe[28], mostrou que os protetores solares são prejudiciais para a vida marinha e podem até causar o desenvolvimento de vírus nas algas do oceano. Bem, isso é muito interessante. O protetor solar literalmente despertou vírus latentes em algas. Alguns ingredientes do protetor solar são proibidos[29] agora em lugares onde se quer proteger os recifes de coral, como o oxibenzona e octinoxate, que são disruptores endócrinos.

Então, se não for pelo seu corpo, faça-o pelas algas e pelos corais (brincadeira!). Mas é claro que você está lendo este livro para se tornar um leitor mais saudável e informado. Então fica a dica importantíssima: tomar sol moderado de 21ºC a 28 ºC sem protetor solar, talvez apenas no rosto e nas partes que você deixa menos expostas. E quando o sol estiver forte, a melhor escolha é um protetor solar sem substâncias tóxicas e disruptores hormonais.

Nos Estados Unidos, para variar... Sempre nos Estados Unidos, e com mais dificuldades no Brasil, você encontra as melhores marcas de protetor solar. E não é a marca que você pensa porque escutou alguma propaganda ou algum amigo recomendou. Poucas pessoas as conhecem no Brasil. As marcas tradicionais no Brasil e as que você acredita serem as melhores geralmente são as piores.

É a vida. Ou melhor, a indústria. É preciso aprender a ler rótulo para entender o que estamos consumindo. Lembrando que tudo que você absorve pela pele é como se você estivesse comendo, tudo será absorvido pelo corpo. Então a regra é: o que você não pode comer, você não pode colocar na pele, na boca ou em qualquer lugar do corpo. Esta é uma regra muito simples e efetiva.

Existem muitos outros problemas também com os protetores solares. Quer dizer, oxibenzona, que é um dos produtos químicos mais comuns na maioria dos filtros solares. Outra questão é o fator da vitamina D, como eu havia dito, já que seu corpo realmente precisa de exposição ao sol para formular a vitamina D. Há muitas outras questões que poderíamos aprofundar, quando se trata de filtro solar.

Na verdade, existem vários ingredientes listados no maravilhoso site *Environmental Working Group*, em que é possível avaliar praticamente qualquer produto de higiene pessoal dos Estados Unidos. Existe um site com a lista dos ingredientes prejudiciais, "ewg.org", que permite identificar substâncias nocivas presentes nos protetores solares. Exemplo: o parabeno, a oxibenzona e o retinil palmitato, que são alergênicos.

A oxibenzona é provavelmente a pior só porque é um antiandrógeno muito potente que pode realmente prejudicar o equilíbrio do estrogênio no corpo. Mas existem outras questões que vão além da oxibenzona. Há um ingrediente chamado homosalato, que também interfere na função hormonal, e o dióxido de titânio, que parece ser um pouco mais prejudicial do que o óxido de zinco, razão pela qual o óxido de zinco é o recomendado em muitos protetores solares naturais.

A revista americana *Outside Magazine* postou um artigo sensacional intitulado "O protetor solar é a nova margarina?". Ou seja, esse produto é tão ruim quanto a margarina ou algo como "o novo cigarro".

Eles entram na questão da importância da vitamina D, dos níveis cada vez mais baixos de vitamina D que vemos no sangue das pessoas, e o fato de que o filtro solar parece estar associado a muitos desses baixos níveis. Mas eles também se aprofundam em uma das pesquisas muito interessantes que mostram que, por exemplo, pessoas que trabalham ao sol por longos períodos têm taxas muito mais baixas de câncer de pele (melanoma) do que banhistas de fim de semana, que ficam menos tempo ao sol e geralmente usam protetor solar, sem passar muito tempo ao ar livre durante o resto da semana.

Bem, acontece que a exposição saudável ao sol é realmente protetora contra o câncer de pele e estar ao sol todos os dias é muito bom para a saúde. De fato, um dos estudos de 2016 que eles citam, do *Journal of Internal Medicine*, diz: "Evitar a exposição ao sol é um fator de risco de magnitude semelhante ao fumo em termos de expectativa de vida". "Semelhante ao fumo" é uma afirmação muito profunda.

Não estou dizendo que você não deve ter cuidado com o excesso de exposição aos raios UVA e UVB. No entanto, doses diárias frequentes de luz do sol parecem ser muito prudentes, desde que você esteja se atentando à dieta e outras formas de melhorar a habilidade de seu corpo de combater alguns dos possíveis danos radiativos dos raios UV. Irei resumir para vocês.

Uma dieta baixa em gorduras ômega 6 é um dos principais, se não o principal, fator de prevenção contra os danos dos raios UV em excesso. Os ácidos graxos ômega 6 são extremamente prejudiciais ao corpo e amplificam os efeitos negativos do excesso de raios UV. Portanto, comece cortando óleos vegetais processados e margarina da sua dieta e inclua peixes e suplementos de ômega 3, como o óleo de peixe e o óleo de Krill, algas como espirulina e *chlorella*, que inclusive são ricas em clorofina, que amplificam os efeitos positivos do sol nas mitocôndrias. E, por fim, colágeno para a pele, vitaminas do complexo B e antioxidantes que protegem contra a oxidação, como caratenoides, tipo a astaxantina.

Tomo 12 mg de astaxantina por dia e 5 g de *chlorella*, além de, é claro, ficar muito tempo ao sol sem protetor quando o sol está abaixo de 28°C. Então, consuma ômega 3, colágeno, carotenoides, como a astaxantina, um pouco de algas, se puder, e fique ao sol com frequência, no tempo e na temperatura certos.

Mas, voltando aos benefícios incríveis do sol, o pesquisador Arthur Haines relata bastante em seu livro *A new path* os benefícios do sol e os problemas do uso indiscriminado dos protetores solares.

Ele fala também sobre alguns dos compostos protetores de plantas que podem protegê-lo da radiação UV, como os caratenoides, a clorofila e o ômega 3 de óleo de Krill que eu mencionei, mas o livro vai muito além e mostra muitas formas de incluir práticas ancestrais em nossa rotina moderna.

Relata, por meio de pesquisas com a radiação UV, como as quantidades naturais de UVA e UVB não apenas ajudam na produção de vitamina D3, mas também a produzir o chamado hormônio estimulante dos melanócitos, isto é, um polipeptídeo que permite a pigmentação da pele e que também pode contribuir para o aumento do desejo sexual. É por isso que muitas vezes muita gente sente mais vontade de ter relações sexuais no verão ou após pegar uma praia.

Mas, de qualquer forma, o hormônio estimulante dos melanócitos é um deles e as betaendorfinas, que são opiáceos naturais que funcionam para regular a dor, são parecidas com a endorfina que produz o famoso "barato do corredor", só que ela é produzida a partir do sol.

Todos eles são produzidos em resposta à luz do sol. Há também a substância P, que promove o fluxo sanguíneo e regula a função imune e os distúrbios do humor e age como vasodilatador natural, ou seja, melhora o fluxo sanguíneo. Outra substância vasodilatadora produzida em resposta ao sol, que protege contra a hipertensão e a inflamação, é chamada peptídeo, relacionado ao gene da calcitonina. Os benefícios para a saúde arterial e cardiovascular do sol são muito bem documentados.

E, em seguida, há o hormônio adrenocorticotrófico, que regula a função do cortisol e ajuda a modular a função imunológica. Então, realmente há muitas coisas que vão além da vitamina D que você recebe através do sol e está bloqueando se usa protetor solar o tempo todo ou se evita a exposição solar.

RECAPITULANDO...

- Pratique o banho de sol de modo inteligente e frequente.

- A ciência indica que tomar sol em quantidades adequadas e frequentes pode reduzir a incidência de diversos tipos de câncer, inclusive o de pele.

- Quanto mais sol sua pele está acostumada a receber, maior a propensão a bronzear-se e menor a propensão a queimar-se.

- Estudos epidemiológicos apontam que pessoas que não estão acostumadas com o sol ou os banhistas de final de semana estão sob maior risco de desenvolver melanoma.
- Populações que se expõem mais ao sol são mais protegidas contra vários tipos de câncer.
- Não sei por quanto tempo essa fobia do sol continuará, mas imagino que não dure pouco tempo, como todos os mitos propagados pela mídia atualmente.
- A suplementação de vitamina D de 5.000 a 10.000 unidades por dia é recomendada junto com a prática inteligente e constante do banho de sol.
- Exposição solar recreativa geralmente está associada a maior probabilidade de desenvolver melanoma.
- A exposição ocupacional ao sol ao longo da vida está associada a menores casos de câncer de pele.
- As partes do corpo com maior exposição ao sol têm menor incidência de melanoma.
- Muito sol pode danificar a pele e causar melanoma, enquanto pouco sol pode causar melanoma e aumentar a chance de surgirem outros tipos de câncer, portanto a solução é a exposição inteligente.

Reconectando-se com a natureza

A maioria dos dispositivos de melhora de saúde e *biohacking* tem como finalidade otimizar a saúde humana e aumentar a expectativa de vida de várias formas distintas. No entanto, muitos dos dispositivos de *biohacking* disponíveis no mercado atualmente funcionam ao imitar alguns dos efeitos que a natureza pode proporcionar.

Aproveitar a natureza pode ter significados diferentes para pessoas diferentes. Para alguns, sentar-se em um banco da praça ao som dos pássaros é aproveitar a natureza, para outros correr de manhã no asfalto de algum parque pode ser o caso, e para outros, como eu, significa estar imerso na água salgada do mar, debaixo do sol por mais de três horas, remando sem parar a maior parte do tempo, entre sessões de explosão de força, movimentos radicais e períodos de apneia, mais ou menos como se estivesse dentro de uma máquina de lavar roupas!

Deixe-me elaborar melhor este conceito. O homem moderno dorme na cama, diferentemente dos nossos ancestrais, sem contato com o solo. O homem moderno, quando vai para o parque, fica no máximo duas horas, geralmente com tênis de borracha, em vez de descalço ou com sandálias primitivas, as quais ainda permitem boa condutividade da energia da terra para o corpo humano.

Sandálias e sapatos antigos de 50 anos atrás ou mais, feitos de madeira, couro e materiais diferentes da borracha ainda eram condutores de energia do solo, porém os calçados atuais não permitem mais esse desempenho na saúde, salvo no caso de marcas específicas dos Estados Unidos e Europa, feitos especialmente para o aterramento, também chamado de *grounding* ou *earthing*.

Embora estar presente na natureza produza efeitos profundos no corpo humano que vão além da transmissão de elétrons e *íons* negativos do solo, essa condução de energia é uma das principais vantagens, se não a principal, de usufruir esse contato.

É algo difícil de ser isolado. Por exemplo, estudos[30] mostram que exercícios feitos ao ar livre proporcionam melhores efeitos no humor e em certos marcadores de saúde do que exercícios em locais fechados ou dentro das cidades não arborizadas. Uma revisão sistemática sobre o tema foi feita por J. Thompson Coon e sua equipe em 2011[31].

Enquanto isso, existe um corpo crescente de pesquisas demonstrando o grande impacto do aterramento (estar descalço na terra ou no tapete de aterramento) nos diversos biomarcadores de saúde humana, principalmente na redução da inflamação e dos processos autoimunes, de modo superior a apenas estar sentado na praça ao som dos pássaros ou caminhando com um tênis de borracha.

Embora haja diversos benefícios na natureza que vão além da condução de energia da terra para as nossas mitocôndrias, o aterramento produz benefícios profundos e mensuráveis na saúde humana.

Plantas e árvores produzem substâncias que afetam a saúde humana que o homem moderno não está adquirindo. Afetam as citocinas inflamatórias, componentes do sistema imune, como as células exterminadoras, também afetam reações enzimáticas, entre outras coisas.

A água do mar é um condutor de energia superior ao solo, e a água em si é capaz de alternar o estado de consciência do homem, ao gerar a produção de ondas mentais suaves, como alpha e theta, ao promover a coerência na variabilidade cardíaca (HRV) e ao ativar o nervo vago e o sistema nervoso parassimpático, colocando o ser humano em um estado meditativo de paz sublime e sentimento de exuberância.

E o sol, junto com a água, melhora o humor ao estimular a produção de hormônios e neurotransmissores, como a serotonina, beta-endorfina e testosterona.

Os efeitos benéficos não param aí. Se a água do mar estiver um pouco gelada ou muito gelada, ainda haverá picos de aumento do hormônio do crescimento, noradrenalina e das conexões neurais via BDNF, a neurogênese. Eu poderia continuar escrevendo mais benefícios, mas meus dedos ficariam cansados. Então vamos voltar aos benefícios exclusivos da prática de aterramento.

O *grounding*, também conhecido como aterramento, é o meio mais comum de o ser humano se conectar com a energia elétrica sutil do solo. Essa condução de energia pode ser transmitida ao andar descalço em um gramado, praia ou concreto. Os calçados modernos (salvo os feitos para aterramento) bloqueiam essa transmissão elétrica natural que o ser humano presenciou ao longo de sua evolução como espécie.

Como havia dito, o calçado de couro ainda permite certa condução de energia pela sola, mas não com o tênis de borracha. Portanto, eu não preciso nem dizer que o ser humano moderno está quase totalmente desconectado da energia da terra.

Felizmente, empresas criaram dispositivos de aterramento muito práticos para serem utilizados no domicílio com mordomia, sem pernilongos e insetos indesejados. Eles substituem a natureza, em parte, devido a essa transmissão elétrica, contudo certamente não substituem a experiência da natureza como um todo. Embora eu seja um grande fã dos tapetes de aterramento e os utilize dez horas por dia com muito prazer, não há a mínima possibilidade de deixar de lado o efeito poderoso da natureza.

Almofadas de pelúcia para animais, faixas para computador e tapetes para escritório ou cama são produtos de alta qualidade para reduzir a inflamação e revigorar o sistema imune.

Exercícios ao ar livre podem ser mais estimulantes e promover melhor estado de humor

Um estudo da Universidade de Essex[32], no Reino Unido, foi feito com o objetivo de identificar um benefício sinergético ao realizar atividades físicas ao mesmo tempo em que se é exposto à natureza, o que foi chamado de "exercício verde" pelos pesquisadores. Segundo eles, existem três níveis de interação com a natureza:

1. Visualização da natureza por meio de uma janela ou pintura.
2. Estar próximo à natureza, que pode ocorrer juntamente com uma atividade, como leitura no parque ou piquenique.
3. Participação ativa e envolvimento com a natureza, como praticar jardinagem, acampar, fazer trilha, entre outras atividades (algum leitor interessado em surfar?).

O primeiro nível de interação foi o estudado pelos pesquisadores. Cem pessoas, divididas em cinco grupos de 20, homens e mulheres, com idades entre 18 e 60 anos, observaram projeções de 30 cenas em uma parede enquanto caminhavam na esteira. As categorias das cenas expostas eram: paisagens rurais prazerosas, paisagens rurais não prazerosas, paisagens urbanas prazerosas, paisagens urbanas não prazerosas. O grupo de controle não observou paisagem nenhuma. A pressão sanguínea e duas medidas psicológicas (autoestima e humor) foram analisadas antes e depois do experimento.

Houve um efeito nítido do exercício e das cenas apresentadas nos marcadores analisados. O exercício por si só reduziu significantemente a pressão sanguínea, aumentou a autoestima e teve um efeito positivo em quatro dos seis medidores de humor. Tanto as paisagens rurais quanto as urbanas prazerosas produziram um efeito positivo importante na autoestima, em comparação com o grupo de controle. Isso mostra um efeito sinergético do exercício verde tanto em regiões urbanas quanto nas rurais.

Já as paisagens rurais e urbanas não prazerosas tiveram o efeito mais dramático, deprimindo os benefícios do exercício nas três diferentes medidas de humor. Aparentemente, as ameaças ao ambiente rural têm um impacto negativo ainda maior no humor do que as imagens não prazerosas da cidade.

Se tais resultados foram apresentados em uma interação relativamente leve com a natureza, imagine o que uma interação mais profunda e frequente pode fazer pela saúde e pelo bem-estar.

Em outro estudo[33], realizado pela Universidade Médica e

Odontológica de Tóquio, foi analisada a relação entre áreas verdes públicas próximas às residências e a longevidade dos cidadãos idosos de uma metrópole desenvolvida. Os pesquisadores analisaram a sobrevivência por cinco anos (de 1992 a 1997) de 3.144 pessoas, nascidas em 1903, 1908, 1913 e 1918.

Desses cidadãos, 2.211 sobreviveram e 897 faleceram. A probabilidade de sobrevivência aumentou de acordo com o espaço para efetuar caminhadas, existência de parques e lugares arborizados próximos às residências e a preferência por continuar vivendo na mesma comunidade. Após controlar os efeitos da idade, sexo, estado civil e estado socioeconômico dos residentes, os fatores "ruas verdes para praticar caminhadas" e "lugares arborizados próximos às residências" mostraram um valor preditivo substancial para a sobrevivência dos cidadãos idosos ao longo dos cinco anos.

O que esses dois estudos demonstram é que, mesmo em grandes cidades e ambientes tipicamente urbanos, a presença da natureza, seja em ruas arborizadas, seja em ambientes verdes como parques e praças, contribui significativamente para a saúde geral e para a longevidade. Infelizmente, com a falta de planejamento para o crescimento das cidades brasileiras, muitos bairros ou grandes áreas carecem de um ambiente verde que esteja disponível para a população e com fácil acesso, prejudicando enormemente a qualidade de vida dos moradores urbanos. Soma-se a isso a criminalidade, o abandono e a falta de segurança que eventualmente ocorrem em alguns desses espaços, dificultando ainda mais o acesso dos habitantes das grandes cidades a um ambiente verde.

A disponibilidade de espaços verdes nas cidades tem sido associada a diversos benefícios para a saúde, além da melhora da pressão sanguínea, humor, autoestima e longevidade. Os benefícios incluem também a facilidade do contato social, alívio do estresse e mais oportunidades para a prática de atividades físicas.

Outro estudo, realizado pela Universidade de Edimburgo, no Reino Unido, investigou a relação dos espaços verdes nas cidades com resultados na saúde e se a atividade física seria um mediador nessa relação. A disponibilidade de espaços verdes foi relacionada às respostas de 8.157 participantes da "Pesquisa de Saúde da Nova

Zelândia", em 2006/2007. Quatro fatores na saúde foram avaliados, que são fortemente relacionados com a interação com o espaço verde: doenças cardiovasculares, sobrepeso, saúde em geral e saúde mental pobres.

As vizinhanças com mais espaço verde tiveram os menores riscos de saúde mental pobre. O risco de doenças cardíacas foi reduzido em todas as vizinhanças com mais de 15% de espaço verde disponível. De maneira geral, os níveis de atividade física foram maiores nas vizinhanças verdes.

Ter acesso fácil e constante a espaços verdes é, sem dúvida alguma, benéfico de muitas formas para o ser humano. A sensação de bem-estar é inerente ao contato com a natureza, e o nosso distanciamento atual dos espaços verdes é um fator contribuinte para a piora da saúde mental e dos níveis de estresse. No entanto, para a prevenção de doenças ou controle do peso, outros fatores como alimentação e exercícios físicos têm papel mais importante. Associar a prática de exercícios físicos com o contato com a natureza prova-se cada vez mais proveitoso para uma vida longa e saudável.

RECAPITULANDO...

- Exercícios ao ar livre podem ser mais benéficos para o humor do que os realizados em ambientes fechados.
- Os estudos mostram um efeito sinergético do exercício verde, tanto em regiões urbanas quanto nas rurais.
- Visualização da natureza por meio de uma janela ou pintura melhora o humor.
- Estar próximo à natureza com uma atividade, como leitura no parque ou piquenique, melhora o humor e a saúde mental.
- Participação ativa e envolvimento com a natureza, como praticar jardinagem, acampar, fazer trilha, entre outras atividades, são as formas mais potentes de melhorar sua saúde com a natureza.
- Ficar descalço na natureza, também conhecido como aterramento, é o meio mais comum de o ser humano se conectar com a energia elétrica sutil do solo.

- Os calçados modernos (salvo os feitos para aterramento) bloqueiam essa transmissão elétrica natural que o ser humano presenciou ao longo de sua evolução como espécie.
- O aterramento reduz a inflamação e melhora as condições autoimunes e por isso é usado no tratamento de várias doenças.
- A água do mar é um condutor de energia superior ao solo e a água em si é capaz de alternar o estado de consciência do homem.
- O sol, junto com a água, melhora o humor ao estimular a produção de hormônios e neurotransmissores, como a serotonina, análogos à endorfina e à testosterona.
- Lugares arborizados próximos às residências mostraram um valor preditivo relevante para a sobrevivência dos cidadãos idosos ao longo dos cinco anos de um estudo.
- Acima de tudo, os exercícios são ótimos para o humor. O corpo produz diversos hormônios e neurotransmissores responsáveis pelo prazer e bem-estar, concentração, motivação, foco e melhor qualidade do sono.

Terapia infravermelha (fotobiomodulação)

Se eu lhe falasse sobre a pílula antienvelhecimento mais fácil e mais prática do mundo, você tomaria? É claro que sim! Pelo menos uma pessoa racional o faria.

Alguns pesquisadores do envelhecimento não gostam de usar o termo "antienvelhecimento", mas sim "longevidade", pois de algum modo pode sugerir que "anula" o envelhecimento. Então digamos que esta é uma das pílulas de longevidade mais fáceis e práticas, junto com o aterramento e outras formas simples de otimização da saúde humana.

Estou me referindo à luz vermelha e infravermelha, que está dominando o mercado nos Estados Unidos, e lhe direi como você pode se beneficiar dessa incrível maravilha da saúde.

A fotobiomodulação é fenomenal. É uma pílula da longevidade fácil de ser digerida. Eu era cético até ler vários estudos, livros e entrevistas com os melhores especialistas do mundo sobre o tema. O livro *The Red Light Therapy*, do pesquisador Ari Whitten, é o melhor que existe no momento, muito técnico, abrangente e científico, e por isso fenomenal.

Estou lhe dizendo, esta terapia é muito eficaz, muito fácil de fazer e tem muita ciência por trás. E se a chave que faltava para alcançar sua perda de gordura, o antienvelhecimento e as metas de saúde fosse algo ridiculamente fácil...

Claro, todo mundo sabe da importância da vitamina D da luz solar (dos raios UV), mas poucos estão cientes de que há outro tipo de luz que pode ser tão vital para a nossa saúde: a luz vermelha e infravermelha de curta distância (também conhecida como fotobiomodulação).

Acha que é tudo apenas moda? Pense de novo! Acredite ou não, em 2019 existiam mais de 3 mil estudos científicos revisados por especialistas que mostravam incríveis benefícios da terapia com luz vermelha e infravermelha, provando que ela tem implicações muito favoráveis para a longevidade e para diversas condições de saúde.

As mulheres gostam, os homens também, pois saúde e estética podem atrair ambos os sexos. Mas se saúde não é sua prioridade (duvido), você ainda pode utilizar a luz infravermelha e vermelha nos seus testículos para aumentar sua testosterona, o desejo sexual e o ganho de massa muscular. Interesses sexuais à parte, o impacto dessa terapia se estende à pele, ao cabelo, à inflamação e à dor, mitocôndrias, músculos, performance física, genitais, cérebro, humor e disposição. Resumindo:

- Atrasa o envelhecimento da pele e cura a celulite substancialmente (eu falei que as mulheres gostam).
- Queima gordura localizada (alguns estudos mostram que, em combinação com exercícios, queima bem mais do que apenas com exercício).
- Reduz a inflamação crônica, a artrite e a artrose.
- Combate os danos oxidativos que impulsionam o envelhecimento.
- Fortalece as mitocôndrias.
- Aumenta a força, a resistência e a massa muscular (no exterior, os atletas usam bastante).
- Diminui a dor (pessoas com artrite, fibromialgia e inflamações diversas podem se beneficiar).

- Combate a perda de cabelo (isso mesmo, os médicos usam para fazer o cabelo crescer com o uso de um capacete infravermelho, mas só em locais que ainda há cabelo).
- Proporciona resiliência ao estresse ao nível celular.
- Acelera a cicatrização de feridas/lesões (um estudo mostrou a cicatrização em um tempo 25% menor).
- Combate algumas condições autoimunes e melhora a saúde hormonal.
- Aumenta significantemente a testosterona, quando aplicada nos testículos.
- Melhora a função cerebral e o humor.
- Reduz a fadiga e melhora os níveis de energia.

Quer mais? Então eu vou lhe contar. Há poucas coisas que reduzem a gordura localizada como fazer essa terapia infravermelha antes da sua sessão de exercícios. Principalmente treino intervalado e musculação. Nada supera isso, a não ser fazer tudo isso em jejum.

A luz vermelha e a infravermelha de curta distância fazem parte do espectro eletromagnético, o que inclui a luz do sol e o fogo, produzindo efeitos notáveis na biologia humana, influenciando diretamente o funcionamento das nossas células. Logo, o que é esse "espectro eletromagnético" e "espectro de luz"? Vamos averiguar o espectro eletromagnético para que você possa ter uma noção melhor.

As ondas eletromagnéticas variam de 0,0001 nanômetro (nanômetro porque os raios gama e X são ondas muito pequenas) até centímetros e metros (que são ondas de rádio e radar).

Uma pequena parte desse espectro – de aproximadamente 400 a 700 nanômetros – é visível ao olho humano. Na extremidade mais alta do espectro de luz visível está a luz vermelha, que vai de pouco mais de 600 nanômetros a aproximadamente 700 nanômetros. Acima do espectro de luz visível está o infravermelho de curta distância, de cerca de 700 nanômetros a pouco mais de 1.100 nanômetros.

São os comprimentos de onda vermelhos e infravermelhos de curta distância que têm esses efeitos surpreendentes no corpo. Especificamente, a maioria das pesquisas mostrando benefícios da luz vermelha e infravermelha próximo usaram comprimentos de onda nas faixas estreitas de 630-680 nanômetros e 800-880 nanômetros)

Irei lhe dizer exatamente os aparelhos que você pode comprar, que produzem não só os melhores comprimentos de ondas como a melhor potência em watts, que é mais de 100. Vou lhe contar exatamente as posições e a distância que você deve colocar do corpo, embora isso já esteja especificado no manual do produto.

Então, só pra você entender melhor, enquanto a maioria dos outros comprimentos de onda de luz (tais como luz UV, azul, verde, amarela etc.) são incapazes de penetrar no corpo e permanecem nas camadas da pele, a luz infravermelha e a luz vermelha conseguem alcançar profundamente o corpo humano (vários centímetros para dentro do corpo) e penetrar diretamente nas células, tecidos, sangue, nervos, cérebro e ossos. Por isso você melhora a condição dos seus órgãos: coração, fígado, rins, cérebro, músculos, pele, cabelo etc.

A luz vermelha e a infravermelha de curta distância geram diversos efeitos curativos nas células dos tecidos superficiais, como o cabelo e a pele, e profundos, como o cérebro e outros órgãos, onde podem aumentar a produção de energia, diminuir as dores e inflamações, fortalecer o sistema imune, ajudar as células a se regenerarem e assim por diante.

Você pode fazer no escritório, enquanto trabalha, na cama, enquanto descança ou assiste à TV, enquanto toma banho ou mesmo enquanto faz sessões de exercícios, se tiver todos os quatro blocos de luzes pendurados na parede ou na porta do armário. A placa de luz deve ser grande o suficiente para pegar pelo menos 40% do corpo, justamente o que o tamanho padrão do aparelho proporciona.

Já em termos de distância, a correta é de 15 centímetros para os tecidos mais profundos, como os órgãos e o cérebro, e mais de 30 centímetros para a pele, o cabelo ou o músculo. O tempo de tratamento varia de 3 a 20 minutos por dia ou pode ser usado em dias alternados. O tempo depende da distância entre as luzes e o tecido que está querendo alcançar. Ou seja, se for a pele, o uso é mais distante e por menos tempo, por uns 3 a 6 minutos. Por outro lado, 15 centímetros de distância é ideal, se for aplicar a luz num tecido profundo como os órgãos, pela barriga ou pelas costas, por cerca de 8 minutos em cada lado do corpo. Assegure-se de seguir as instruções corretas do aparelho.

Por fim, a luz vermelha e a infravermelha são *biohacks* incríveis (formas de otimizar a saúde humana).

A radiação vermelha e infravermelha é rejuvenescedora

O rejuvenescimento com a radiação vermelha e infravermelha é essencial para toda a vida biológica e pode ser obtido expondo o corpo à luz solar. Mas você não vai conseguir isso apenas tomando sol, a não ser que fique o dia todo, o que não é recomendado.

Além disso, embora a radiação UVB do sol seja essencial para a produção de vitamina D pelos seres humanos, o excesso pode causar queima da pele. Já a radiação vermelha e infravermelha próxima (com o comprimento mais curto de ondas) protege o corpo da radiação prejudicial dos aparelhos eletrônicos e aumenta a produção de energia dentro de cada célula que foi prejudicada pela radiação desses eletrônicos. Basicamente, para onde você apontar a luz, ela revitalizará o tecido.

Então, como você percebeu, existe a luz vermelha e a infravermelha, e elas são semelhantes no comprimento de onda e conferem seus benefícios sinergéticos, sendo a principal diferença entre as duas o fato de a radiação infravermelha penetrar mais profundamente nos tecidos do corpo do que a luz vermelha.

Quer queimar a gordura corporal?

Em 2015, uma equipe de pesquisadores da Universidade Federal de São Paulo[34] testou os efeitos da luz infravermelha próxima (808 nm) em 64 mulheres obesas, aleatoriamente designadas para um dos dois grupos: treinamento com exercícios (aeróbico e de resistência) mais fototerapia ou exercícios (aeróbico e de resistência) sem fototerapia. O estudo ocorreu em um período de 20 semanas, durante o qual ambos os grupos foram submetidos a treinamento físico três vezes por semana. No final de cada sessão de treinamento, um grupo de mulheres recebeu terapia com luz e o outro não (grupo de controle). Os resultados:

As mulheres que receberam a terapia de fotobiomodulação após o exercício perderam o dobro da gordura em comparação com as que fizeram apenas o exercício. Além disso, as mulheres que fizeram exercício mais fototerapia tiveram um aumento maior na massa muscular esquelética do que as do grupo de controle, ou seja, ganharam mais músculo enquanto queimavam gordura.

Já outros estudos relataram achados semelhantes em pessoas obesas que combinaram exercícios com terapia de luz vermelha, mas mesmo estudos que não incluíram exercícios relataram redução significativa de gordura apenas com a terapia de luz vermelha.

Além desses estudos, cientistas da Universidade George Washington realizaram um experimento independente[35] conduzido por um médico em 2013 para testar a capacidade da luz *laser* vermelha (635 nm) de reduzir a gordura na cintura, quadris e coxas de indivíduos obesos.

Os tratamentos a *laser* foram administrados em oito pacientes obesos e consistiram em sessões de 20 minutos a cada dois dias por duas semanas. Quando os pesquisadores avaliaram os pacientes três semanas após o início do estudo (uma semana após o término dos tratamentos), os resultados foram notáveis. "Comparado com a linha de base, uma perda média estatisticamente significante de 3 polegadas (7,6 cm) foi observada no ponto de avaliação pós-procedimento."

A tradução óbvia disso é que os pacientes perderam quase oito centímetros de gordura em apenas duas semanas de tratamento.

Terapia vermelha e aumento da testosterona

Em 2013, um grupo de pesquisadores coreanos estudou o impacto da exposição testicular à luz do *laser* vermelho (670 nm) e infravermelho próximo (808 nm). Os 30 ratos machos foram divididos em três grupos: um grupo-controle e dois grupos expostos à luz vermelha ou infravermelha.

No final do teste de cinco dias, enquanto os ratos não tratados não tiveram aumento na testosterona, os ratos expostos a um tratamento de 30 minutos diários de terapia com luz apresentaram níveis significativamente elevados de testosterona. O nível sérico desse hormônio aumentou substancialmente no grupo de comprimento de onda de 808 nm, assim como no grupo de comprimento de onda de 670 nm.

Você também pode tentar comprar pelo E-bay produtos de outras marcas, mas com as mesmas especificações, e pagar as taxas ao chegar ao Brasil. As especificações principais são a potência de mais de 100 W e placas com pelo menos 20 cm de comprimento e 35 cm de altura, sendo 50% vermelha e 50% infravermelha.

É importante também observar que o tecido testicular é um dos poucos tecidos do corpo cuja função é prejudicada pela temperatura elevada. Isso significa que é preciso fazer a terapia nu, se for usar nos testículos, pois a cueca mantém os testículos apertados contra o corpo, elevando a temperatura, o que reduz a testosterona e a contagem de espermatozoides durante o processo.

Portanto, os testículos precisam estar folgados e, por esse mesmo motivo, também é importante manter a luz a um pé de distância, ao tratar os testículos com terapia de luz vermelha, para ela funcionar melhor. Então, em torno de 30 cm é o ideal (próximo de um pé).

Efeitos no cérebro

De fato, a luz vermelha e a infravermelha próxima podem muito bem ser o nootrópico mais poderoso já descoberto (substâncias que melhoram a função cerebral). Vamos analisar algumas evidências.

Pesquisadores da Universidade do Texas[36], em 2013, aplicaram luz *laser* infravermelha na testa de voluntários saudáveis e mediram seus efeitos sobre parâmetros cognitivos, incluindo atenção, memória e humor. O grupo tratado experimentou melhoras no tempo de reação, na memória e no aumento do otimismo. Estados emocionais duraram por duas semanas após o tratamento. Nas palavras dos pesquisadores:

> "Esses dados sugerem que a estimulação transcraniana com *laser* pode ser usada como uma abordagem não invasiva e eficaz para aumentar as funções cerebrais como as relacionadas às dimensões cognitiva e emocional".

Outro estudo[37] investigou os efeitos da luz *laser* infravermelha no cérebro, tanto individualmente quanto em combinação com exercícios aeróbicos, e comparados ao grupo-controle, que não recebeu a luz ou o exercício. Os pesquisadores norte-americanos concluíram que a fototerapia teve efeitos estimulantes no cérebro semelhantes ao exercício.

Assim, se você estiver na faculdade, na escola ou mesmo se quiser melhorar sua inteligência, a luz vermelha pode ajudá-lo a memorizar e recuperar informações, aumentar sua capacidade de trabalhar por longos períodos e fazer com que seu cérebro funcione melhor, tanto para as provas quanto na vida, principalmente se combinada a atividades intelectuais, obviamente.

A terapia da luz pode ajudar a tratar a acne

Cientistas iranianos[38] compararam os efeitos da terapia com *laser* vermelho (630 nm) e infravermelho próximo (890 nm) em 28 pacientes com acne facial em 2012. Os participantes do estudo receberam terapia de luz no rosto duas vezes por semana, durante seis semanas, para então avaliar a condição da pele afetada pelas espinhas. O resultado foi redução substancial da acne. Uma redução muito consistente das espinhas.

Fotobiomodulação para tratamento de dores

Em torno de 40 milhões de adultos americanos relataram ter sentido dor diariamente nos três meses anteriores, e alguns dos medicamentos mais comuns que as pessoas buscam, quando sentem dor, são Tylenol, Ibuprofeno ou outros classificados como anti-inflamatórios não esteroides (AINEs).

Infelizmente, todos esses analgésicos comuns demonstraram causar ataques cardíacos, derrames e câncer, se tomados em doses constantes em longo prazo, exceto a aspirina, que na verdade reduz o risco dessas mesmas complicações.

Então, fique longe desses remédios perigosos! O paracetamol e outros remédios também pioram a função mitocondrial. Se você tem dor, fique longe de remédios perigosos e comece a fazer exercícios, dormir melhor e fazer fotobiomodulação.

Como resultado dos efeitos colaterais dessas drogas, em 2015 a agência regulatória americana, a FDA, emitiu um aviso de que todos os anti-inflamatórios não esteroides (AINEs), exceto a aspirina, podem desencadear ataques cardíacos e derrames. Em outras palavras, as pessoas que sofrem de dor estão usando medicamentos que as estão matando lentamente, muitas vezes ficando viciadas nos remédios, como no caso dos opioides, que, em 2018, matavam em torno de 40 mil norte-americanos por ano (a famosa crise dos opioides) e não estão resolvendo o mal pela raiz.

Mas, por outro lado, a aspirina e a luz vermelha matam a dor de maneiras semelhantes, reduzindo uma enzima chamada COX-2. Então é melhor ficar sempre no lado seguro!

Agora, quero mostrar a você um grande corpo de evidências da literatura científica. Existem milhares de estudos sobre a luz vermelha e infravermelha medindo a melhora em vários parâmetros de saúde e diversas revisões sistemáticas e meta-análises sobre a dor especificamente.

Uma revisão sistemática de 2006 mostrou que "há fortes evidências de que o *laser* de baixo comprimento de ondas modula o processo inflamatório e alivia a dor aguda de curto prazo".

Uma revisão sistemática de 2009, publicada no jornal científico *The Lancet,* mostrou reduzir a dor imediatamente após o tratamento da crise aguda no pescoço. A redução das dores durou 22 semanas após o final do tratamento em pacientes com dor crônica no pescoço. Então durou metade do ano após o final do tratamento, um resultado fenomenal.

Luz vermelha e infravermelha para o cabelo

O capacete de luz vermelha é comumente usado para aumentar o fluxo sanguíneo da região e recuperar o crescimento capilar onde ainda há cabelo ou, no mínimo, reduzir a taxa de queda.

A queda de cabelo (alopecia) é um distúrbio muito comum, afetando mais de 50% da população mundial. Nos Estados Unidos, estima-se que 35 milhões de homens e 21 milhões de mulheres apresentam alguma forma de queda de cabelo e cerca de 40% dos homens terão uma perda de cabelo perceptível até os 35 anos.

Se você pensa em cada folículo piloso como uma fábrica produtora de cabelo, então pode-se dizer que, em alguém com perda de cabelo, a fábrica foi fechada. Mas e se esses folículos doentes pudessem ser curados e, em teoria, voltar a produzir cabelos novamente?

Realmente é possível, pelo menos em parte. A prevenção da queda de cabelo e a restauração da função dos folículos capilares têm a ver com atender às necessidades dos folículos, assim como a saúde da área ao seu redor.

O estresse afeta a queda de cabelo

É importante observar que a produção de cabelo não é uma função essencial para a sobrevivência humana, portanto, sob estresse, é uma das primeiras coisas a cair. A reprodução é outra. Se você sofre de perda de cabelo, é o resultado direto do excesso de estresse em sua vida, além de fatores genéticos.

Quando a maioria das pessoas pensa em aliviar o estresse, pensa em exercícios de meditação, ioga e respiração. Mas o estresse químico muitas vezes é ignorado, como a exposição a substâncias químicas de produtos de beleza e de limpeza, radiação de radiofrequência ou mesmo falta de nutrientes essenciais.

Portanto, reduzir o estresse de várias maneiras é uma estratégia eficaz para reverter a perda de cabelo, além do uso do capacete infravermelho (ou a placa) para o sangue fluir melhor e, assim, oxigenar mais os folículos e o couro cabeludo.

Finalmente, já falei de algumas condições a serem tratadas com a fotobiomodulação, mas, com certeza, a maior utilidade de todas é simplesmente a otimização da saúde.

RECAPITULANDO...

- O rejuvenescimento com a radiação vermelha e infravermelha é essencial para toda a vida biológica e pode ser obtido expondo o corpo à luz solar, mas você não conseguirá tudo isso tomando sol.

- A radiação infravermelha pode penetrar mais profundamente nos tecidos do corpo do que a luz vermelha, mas ambas são úteis.

- A capacidade da luz *laser* vermelha de reduzir a gordura na cintura, nos quadris e nas coxas foi comprovada em indivíduos obesos.

- Mulheres que fizeram exercício mais fototerapia ganharam mais músculo enquanto queimavam mais gordura, com relação às que apenas se exercitaram.
- Ratos expostos à terapia vermelha e infravermelha apresentaram níveis significativamente elevados de testosterona. Em humanos, os estudos estão começando a aparecer.
- A estimulação transcraniana com luz vermelha e infravermelha age como nootrópico poderoso, melhorando a função cerebral.
- Cientistas iranianos descobriram, em um estudo, redução substancial de acne com a fotobiomodulação. Uma redução muito consistente das espinhas.
- Uma revisão sistemática de 2006 mostrou que "há fortes evidências de que o *laser* de baixo comprimento de ondas modula o processo inflamatório e alivia a dor aguda de curto prazo".
- Em 2015, a agência regulatória americana, a FDA, emitiu um forte aviso de que todos os anti-inflamatórios não esteroides (AINEs), exceto a aspirina, podem desencadear ataques cardíacos e derrames.
- O paracetamol e outros remédios pioram a função mitocondrial e podem desencadear ataques cardíacos e derrames.
- O estresse afeta a queda de cabelo e a reprodução.
- O capacete ou a placa de luz vermelha aumentam o fluxo sanguíneo da região e recuperam o crescimento capilar onde ainda há cabelo ou reduzem o ritmo da queda.
- A fototerapia queima gordura localizada (alguns estudos mostram que, em combinação com exercícios, queima bem mais do que apenas exercício).
- Reduz a inflamação crônica, a artrite e a artrose.
- Combate os danos oxidativos que impulsionam o envelhecimento e fortalece as mitocôndrias.
- Aumenta a força, a resistência e a massa muscular (no exterior, os atletas usam bastante).
- Diminui a dor (pessoas com artrite, fibromialgia e inflamações diversas podem se beneficiar).

- Proporciona resiliência ao estresse ao nível celular.
- Acelera a cicatrização de feridas/lesões (um estudo mostrou a cicatrização 25% mais rápida).
- Combate algumas condições autoimunes e melhora a saúde hormonal.
- Aumenta significantemente a testosterona, quando aplicada nos testículos.
- Melhora a função cerebral e o humor, além de reduzir a fadiga e melhorar os níveis de energia.

Efeito do cacau e seus polifenóis na saúde humana

O impacto do cacau e seus polifenóis vem sendo muito estudado na última década, sendo associados à melhora da saúde geral e dos parâmetros cardiometabólicos em modelos animais, estudos epidemiológicos observacionais e ensaios clínicos humanos. Estudos têm demonstrado que o cacau e seus polifenóis flavonoides melhoram marcadores de saúde metabólica como fatores de fibrinogênio, lipídios (HDL e triglicérides), pressão sanguínea, sensibilidade à insulina, medidores de estresse oxidativo e inflamação (como PCR e interleucinas).

Vamos investigar os alegados efeitos antioxidantes e quimioprotetores do cacau e seus polifenóis na saúde humana e sintetizá-los para seu entendimento, abordando o que estudos mostram sobre o cacau na prevenção de doenças cardíacas e seus efeitos nos principais biomarcadores metabólicos e inflamatórios associados ao acúmulo de placas de ateroma e calcificação das artérias.

Inicialmente, investiguei uma série de evidências em artigos científicos publicados na PubMed e em jornais especializados, como o *The American Jornal of Clinical Nutrition* e o *European Journal of Nutrition*. Após a aplicação do critério de exclusão de estudos pequenos e estudos epidemiológicos com pouca validade científica baseados em questionários e com muitas variáveis de conflito, oito estudos e meta-análises preliminares eu selecionei para investigação dos resultados, conclusões e principais achados.

Esses estudos da última década apontaram para uma provável capacidade cardioprotetora do cacau e seus derivados sem açúcar, por meio da melhora de condições metabólicas adversas e do estado inflamatório do corpo, demonstrando que esses alimentos, incluindo seus flavonoides, outros polifenóis e seu perfil de ácidos graxos, podem ajudar a reduzir o risco de doenças cardiovasculares, incluindo AVC (derrame) e, talvez, até mesmo câncer.

Diversas pesquisas *in vitro* e *in vivo* têm demonstrado que os flavonoides do cacau influenciam diversas funções biológicas importantes, devido à sua habilidade de neutralizar os radicais livres e reduzir o processo inflamatório.

Consumir cacau e chocolate bem amargo (acima de 70% de teor de cacau) fornece benefícios mensuráveis. O chocolate bem amargo altera favoravelmente a síntese de eicosanoides, o que inibe o processo inflamatório vascular.

As pessoas que consomem chocolate de boa qualidade têm marcadores de inflamação menores do que as que consomem o chocolate comum, rico em açúcar e pobre em polifenóis. Algumas pesquisas têm demonstrado que pessoas que consomem chocolate rico em cacau possuem melhores marcadores de inflamação e maior HDL (colesterol bom).

É muito importante que o chocolate consumido seja rico em cacau e baixo em açúcar. De acordo com uma meta-análise de sete estudos epidemiológicos envolvendo 100 mil participantes, os indivíduos que consumiram maiores quantidades de chocolate amargo tiveram 37% menos chance de desenvolver doenças cardiovasculares e 27% menos chance de sofrer um AVC. Essa meta-análise selecionou sete estudos que preencheram os critérios de inclusão, sendo que seis deles foram estudos de coorte e um transversal. A conclusão foi:

"Com base em evidências observacionais, os níveis de consumo de chocolate parecem estar associados a uma redução substancial no risco de distúrbios cardiometabólicos. Estudos experimentais adicionais são necessários para confirmar um efeito potencialmente benéfico do consumo de chocolate bem amargo".

Já uma meta-análise com mais validade científica, de acordo com a hierarquia de evidências, selecionou criteriosamente vinte ensaios clínicos e randomizados que passaram pelos critérios de seleção para investigar especificamente os efeitos do cacau e chocolate bem amargo na pressão sanguínea diastólica e sistólica em adultos ao longo de duas semanas. O estudo concluiu que consumir chocolate rico em cacau e pobre em açúcar está também associado ao melhor controle da pressão sanguínea, reduzindo-a em dois a três pontos (mmHg) em apenas duas semanas. Observe a conclusão do autor:

"Os produtos de chocolate e cacau ricos em flavonoides podem ter um efeito pequeno, mas estatisticamente significativo, na redução da pressão arterial em 2-3 mmHg em curto prazo. Nossos achados são limitados pela heterogeneidade entre os ensaios, que foi explorada por meta-regressão. A meta-análise de subgrupos de ensaios usando um grupo de controle sem flavonoides revelou um efeito significativo de redução da pressão arterial com o uso do cacau, enquanto a análise de ensaios com um produto de controle com baixo teor de flavonoides não teve o mesmo resultado. Ensaios clínicos de longo prazo que investigam o efeito de produtos de cacau são necessários para determinar se a pressão sanguínea é reduzida ou não de forma crônica pela ingestão diária de cacau. Além disso, estudos de longo prazo que investigam o efeito do cacau nos resultados clínicos também são necessários para avaliar se o cacau tem efeito sobre eventos cardiovasculares e para avaliar possíveis efeitos adversos associados à ingestão crônica de produtos de cacau".

Quanto ao efeito antioxidante e anti-inflamatório do cacau, este já foi estudado em diversas pesquisas. Elas demonstraram que o cacau age contra o estresse oxidativo e pode influenciar vias inflamatórias relacionadas ao câncer, ligadas à proliferação e à apoptose de células cancerígenas, sendo que o uso do cacau na prevenção de câncer de cólon (colorretal) é o mais mencionado na literatura. Outro estudo conduziu uma revisão examinando, *in vitro* e *in vivo*, possíveis alvos e mecanismos pelos quais o cacau e seus polifenóis podem interferir no câncer de cólon, examinando evidências mecanísticas em animais e epidemiológicas. A conclusão da revisão feita sobre efeitos quimioprotetores do cacau e seus flavonoides foi a seguinte:

> "Esta revisão relata as possíveis ações quimiopreventivas do cacau e seus principais flavonoides contra o câncer de cólon. Seus potenciais mecanismos de ação molecular celular incluem a regulação de diferentes defesas antioxidantes e numerosas proteínas-chave das vias de transdução de sinal relacionadas à inflamação, proliferação celular, diferenciação e apoptose. Essas ações podem contribuir para preservar um *status redox* equilibrado e impedir o início e a progressão de um crescimento descontrolado de células, além de evitar um ambiente pró-inflamatório. Além disso, estudos em animais demonstraram que o cacau e seus principais flavonoides previnem e/ou retardam a promoção do início do câncer de cólon. No entanto, as quantidades administradas são provavelmente mais altas do que o que uma pessoa normalmente deveria consumir e, apesar dessas doses poderem ser obtidas com a suplementação, seria desejável uma quantidade mais moderada de cacau. É importante ressaltar que os estudos de intervenção humana relataram algumas mudanças favoráveis nos biomarcadores para o *status* antioxidante. Portanto, pode-se sugerir que o consumo diário de pequenas quantidades de flavonoides e procianidinas do cacau ou chocolate, juntamente com uma ingestão alimentar regular de flavonoides, constitui uma abordagem natural para potencialmente prevenir o câncer de cólon com toxicidade mínima".

Os polifenóis do cacau agem como antioxidantes que promovem alterações no equilíbrio do *status redox* (equilíbrio entre antioxidantes e oxidantes nas células), aumentando o *status* antioxidante sérico, envolvido nas funções celulares, reduzindo danos oxidativos e inflamações crônicas que contribuem para o câncer, principalmente o colorretal, gerando apoptose das células disfuncionais, o que diminui os riscos de câncer. O cacau possui grande capacidade antioxidante, que se assemelha ou supera alimentos como frutas vermelhas silvestres, chás e vinho tinto, doando hidrogênio para a eliminação de radicais livres e inclusive sendo úteis como quelantes de metais (substâncias que se ligam aos metais para serem eliminados pelo sistema digestivo).

Mais além, o cacau e seus polifenóis atuam contra os radicais livres por meio da ativação da via antioxidante e anti-inflamatória NRF2 e previnem danos ao DNA induzido pelo estresse oxidativo. Logo, podemos observar um crescente interesse sobre o cacau e seus polifenóis na literatura, o que contribui para o corpo de evidência atual crescente.

Com base nos achados dessas dezenas de estudos desta minha investigação preliminar, foi observado que o consumo de cacau esteve associado a uma melhor saúde metabólica, hormonal e cardiometabólica dos humanos e animais estudados clinicamente durante e após o período de observação com relação aos grupos-controle.

Um estudo observacional em uma população do Panamá com alto consumo de cacau gerou a hipótese de que isso contribuiu para o índice muito baixo das principais doenças crônicas e degenerativas modernas, como diabetes, doenças cardiovasculares e certos tipos de câncer.

O consumo de cacau aliado a uma alimentação saudável, em estudos epidemiológicos, foi associado a uma menor taxa de mortalidade por doenças degenerativas, as principais doenças que acometem o homem moderno. Comer pelo menos 20 g de cacau em pó por dia, o equivalente a uma colher de sopa, ou quantidades significativas de chocolate bem amargo (40 g de chocolate acima de 70% de teor de cacau) foi associado a melhoras em diversos biomarcadores de saúde, em alguns dos estudos dos jornais científicos apresentados aqui.

O chocolate bem amargo possui um perfil de ácidos graxos (gorduras) que o destacam com relação a outros produtos de origem vegetal ricos em gorduras, que geralmente são ricos em ômega 6, como, por exemplo, o amendoim, as nozes e as sementes.

O cacau é rico em gordura saturada de alta qualidade, possuindo quantidades elevadas de ácido esteárico, uma das gorduras de mais alto calibre, que gera maiores níveis de saciedade e que é pouco encontrada em outras fontes vegetais de gordura, sendo pobre no óleo de coco, inclusive um alimento que possui mais de 95% de gorduras saturadas (apesar disso, coco é um alimento saudável).

Por esse motivo, possui um perfil de ácidos graxos diferenciado, mais parecido com as gorduras de fontes animais, que são superiores. Até mesmo a manteiga, que é um alimento rico em ácido esteárico, possui menos que o cacau, sendo que ela tem perto de 14% das suas gorduras na forma desse ácido graxo, e o cacau, mais próximo de 40%.

Além dessas gorduras benéficas saturadas, o chocolate bem amargo é rico em gorduras saudáveis monoinsaturadas e pobre em gorduras poli-insaturadas ômega 6, que são altamente inflamatórias. Essas gorduras inflamatórias estão presentes em óleos processados de sementes e em sementes propriamente e são mais ricas em algumas oleaginosas, como as nozes. A gordura ômega 6 pode ser até mesmo pior que o açúcar para a saúde, sendo comparada por muitos pesquisadores com o cigarro.

Felizmente, o chocolate amargo, o coco, o abacate, o azeite extravirgem, a manteiga de karité, manteiga comum e gorduras animais, como a banha de porco, são baixos em ômega 6 e ricos em gorduras boas monoinsaturadas e saturadas. Abacate, azeite e banha de porco não são livres de gorduras poli-insaturadas, como o óleo de coco e a manteiga (quantidades bem baixas), contudo ainda assim são alimentos relativamente baixos em gorduras ômega 6.

Portanto, sugiro que consuma essas gorduras se lhe agradar, mas não passe de duas colheres de sopa por dia de azeite ou banha de porco, para não estourar no orçamento de ômega 6, prezando mais pela gordura animal, principalmente a gordura dos próprios alimentos (cortes de carne diversos). O mesmo digo para a linhaça, que é mais rica ainda, então não passe de uma colher de chá por dia deste alimento, se for consumir.

Para melhor aconselhá-lo quanto ao que comer de gorduras, considere o seguinte:

Prioridade número 1

Gorduras naturais dos próprios alimentos inteiros, com ênfase em fontes animais, como cortes de carne, frango e suínos ricos em gordura, ovos, coco e abacate.

Prioridade número 2

Gorduras boas na sua forma separada dos alimentos, como manteiga, chocolate bem amargo (acima de 70%), óleo de coco, banha de porco, óleo de karité, *ghee* e creme de leite.

As quantidades desses óleos são pessoais, ou seja, dependendo do seu perfil metabólico, genética e nível de atividade física, elas devem ser ajustadas. Por experiência empírica com pacientes, recomendo uma ou duas colheres de sopa por dia, para a maioria das pessoas, com exceção de esportistas ávidos, que podem precisar de bem mais.

Com moderação

Azeite extravirgem, oleaginosas como castanha-do-pará, castanha de caju, macadâmia etc. Consuma no máximo 25 g por dia dessas oleaginosas e até duas colheres de sopa de azeite (lembrando que o máximo de todos esses óleos, por dia, são duas colheres de sopa, para quem não faz muito exercício).

Consuma queijos e iogurtes sem açúcar com moderação, se tolerá-los. Até 50 g de queijo ou um iogurte integral sem açúcar por dia.

Com muita moderação

Uma colher de chá de linhaça, até 15 g de sementes, amendoim ou nozes (repetindo: sua limitação está ligada ao alto teor de ômega 6).

RECAPITULANDO...

- Pesquisas *in vitro* e *in vivo* têm demonstrado que os flavonoides do cacau influenciam diversas funções biológicas importantes, devido a sua habilidade de neutralizar os radicais livres e reduzir o processo inflamatório.

- Consumir cacau e chocolate bem amargo (acima de 70% de teor de cacau) fornece benefícios mensuráveis com relação ao chocolate com açúcar.

- O chocolate bem amargo altera favoravelmente a síntese de eicosanoides, o que inibe o processo inflamatório vascular.

- Algumas pesquisas têm demonstrado que pessoas que consomem chocolate rico em cacau possuem melhores marcadores de inflamação e maior HDL (colesterol bom).
- Em uma meta-análise de sete estudos epidemiológicos com 100 mil participantes consumidores de chocolate, estes tiveram 37% menos chance de desenvolver doenças cardiovasculares e 27% menos chance de sofrer um AVC.
- Pesquisas demonstraram que o cacau age contra o estresse oxidativo e pode influenciar vias inflamatórias relacionadas ao câncer, ligadas à proliferação e apoptose de células cancerígenas.
- O uso do cacau na prevenção de câncer de cólon (colorretal) é o mais mencionado na literatura.
- Vinte gramas de cacau em pó por dia (uma colher de sopa) ou quantidades significativas de chocolate bem amargo (40 g) foram associados a melhoras em diversos biomarcadores de saúde, em alguns estudos.
- O chocolate bem amargo possui um perfil de ácidos graxos (gorduras) que o destaca em relação a outros produtos de origem vegetal ricos em gorduras.
- O cacau é rico em gordura saturada de alta qualidade, possuindo quantidades altas de ácido esteárico, que gera maiores níveis de saciedade.
- Foque mais em gorduras naturais dos próprios alimentos inteiros, com ênfase nas fontes animais, como cortes de carnes, frango e suínos ricos em gordura, ovos, coco e abacate.
- Para muita gente, duas colheres de sopa por dia de manteiga, óleo de coco, banha de porco, óleo de karité, ghee e creme de leite são suficientes (esportistas precisam de mais).
- Em geral, consumir até 25 g por dia de oleaginosas é uma boa recomendação.
- Fique longe, a todo custo, de óleos de sementes processados!

10 benefícios da espirulina e *chlorella* (algas)

Por milhões de anos, milhões de animais, como peixes, tartarugas e outras espécies aquáticas, consumiram algas como parte central de suas dietas, um dos alimentos mais nutritivos da face da Terra. Espirulina e *chlorella* são as melhores fontes de algas.

Algas como a espirulina e a *chlorella* são algumas das formas de vida mais antigas do planeta, sendo responsáveis por produzir oxigênio para grande parte dos seres vivos e ainda permitindo dar origem aos primeiros organismos existentes.

Atualmente existem mais de mil artigos científicos avaliando seus benefícios para a saúde humana. Então, quais são as vantagens de consumir regularmente esse alimento ancestral?

1. São extremamente nutritivas

São consumidas por milhões de pessoas no mundo, desde astronautas da NASA a atletas olímpicos e pessoas de diversas culturas do mundo, devido às suas propriedades nutricionais curativas e nutritivas, sendo que são centenas de vezes mais nutritivas que frutas tradicionais por caloria consumida. Ou seja, apenas alguns gramas de espirulina e *chlorella* podem fornecer o equivalente nutricional de micronutrientes a um quilo de outros alimentos.

Ambas as algas têm alto teor de proteínas, principalmente a espirulina, com 60% das calorias na forma de proteínas e com todos os aminoácidos essenciais.

As algas são fontes ricas de vitaminas, incluindo vitaminas do complexo B, vitaminas D, C, e minerais como cálcio, potássio, ferro, magnésio, cromo, cobre, fósforo, zinco, selênio e sódio. No entanto, não possuem B12. Portanto, você precisará de fontes animais para essa vitamina.

As algas são extremamente ricas em ferro, sendo ótimo complemento para vegetarianos. De fato, possuem a maior concentração de ferro do mundo por caloria, vencendo o espinafre e os órgãos de animais por dezenas de vezes, quando comparadas grama por grama. Portanto, é um excelente aliado no combate à anemia.

2. São também ricas em nutrientes para seu cérebro

A espirulina é também rica em ácido gama-linolênico (AGL), um ácido graxo essencial encontrado em alimentos vegetais. É um ômega 6, benéfico nas quantidades encontradas nessas algas. O corpo já produz um pouco dessa gordura, mas não em quantidades suficientes.

A espirulina é especialmente rica em ácidos graxos ômega 3 docosa-hexaenoico (DHA) e eicosapentaenoico (EPA), melhorando a função dos neurônios, prevenindo doenças neurodegenerativas, como Parkinson e Alzheimer, e auxiliando em outras doenças e condições inflamatórias.

As algas, devido a muitos fatores, podem auxiliar as funções cognitivas e evitar a fadiga cognitiva, incluindo o aumento da vasodilatação das artérias pela elevação do óxido nítrico e devido às gorduras ômega 3. O cérebro é feito de gordura e depende muito das gorduras ômega 3 dos peixes ou das algas para funcionar bem.

3. Possuem poder antioxidante e anti-inflamatório

As algas são ricas em antioxidantes, que protegem nosso corpo contra danos oxidativos e inflamação crônica de baixo grau, que originam as doenças degenerativas modernas. A ficocianina, que dá a pigmentação verde-escura às algas, é muito rica em espirulina e produz efeitos anti-inflamatórios no organismo, prevenindo danos ao DNA das células que aceleram o envelhecimento.

Para você ter uma ideia, as algas estão no topo do *ranking* dos antioxidantes mais famosos do mundo, o ORAC, ajudando assim no combate aos radicais livres e às doenças inflamatórias. Portanto, minha dica é: reduzir a inflamação causada pelo consumo de carboidratos da dieta, especialmente refinados, e adicionar as algas como suplemento.

4. Melhoram o colesterol

A espirulina é conhecida por melhorar o perfil do colesterol no sangue, as lipoproteínas, impedindo que elas se oxidem e diminuindo a probabilidade de causarem danos peroxidativos nas artérias, que levam ao infarto e a outras doenças do coração e dos vasos sanguíneos (vale notar que melhorar o colesterol não é sinônimo de reduzi-lo!).

Também ajuda a reduzir as gorduras ruins do sangue, os triglicérides, e a aumentar o colesterol bom (HDL). Em outras palavras, seu consumo diário ajuda a prevenir a aterosclerose, que endurece e causa rompimento das artérias.

5. Fortalecem as células do corpo contra o câncer

Dezenas e dezenas de estudos e artigos com revisões científicas por pares estão disponíveis na literatura, analisando o poder da espirulina em retardar a proliferação de células cancerígenas.

De acordo com o Centro Médico da Universidade de Maryland, "vários estudos de animais e em tubos de ensaio sugerem que a espirulina aumenta a produção de anticorpos, proteínas de combate à infecção e outras células que melhoram a imunidade e ajudam a prevenir infecções e doenças como o câncer".

6. Favorecem a performance e beneficiam a saúde do atleta

- As algas apresentam uma concentração alta de proteína (em torno de 60%) e contêm 18 dos 20 aminoácidos, incluindo os oito aminoácidos essenciais que seu corpo não pode produzir, o que faz das algas uma boa fonte complementar de proteínas para atletas. São ótimas, porém não substituem as carnes porque teriam de ser consumidas em altas quantidades, além de não possuírem a mesma taxa de utilização de aminoácidos em comparação com as fontes de proteínas animais.

- Elas aumentam a hemoglobina e, portanto, melhoram o transporte de oxigênio dos glóbulos vermelhos.
- As algas não causam dor no estômago e problemas de digestão na forma de comprimidos.
- São baixas em carboidratos. Os esportistas ou atletas *low-carb* podem consumi-las junto com fontes alimentares de gordura e manterem-se em cetose.
- Fornecem óxido nítrico, que melhora a circulação e a performance atlética, beneficiando o desempenho e reduzindo a fadiga muscular.

7. Reduzem a pressão arterial e potencialmente melhoram a saúde dos vasos sanguíneos

Pesquisadores descobriram que a ficocianina, o pigmento verde da espirulina e da *chlorella*, possui efeitos anti-hipertensivos, revertendo parte da disfunção endotelial da síndrome metabólica dos animais, reduzindo assim o risco de desenvolver doenças cardíacas, acidentes vasculares cerebrais e diabetes. Os pesquisadores descobriram uma redução da superfície da aorta intimal em 33% a 48% com suplementos de espirulina nos animais, tornando seu tamanho saudável e funcional.

8. Espirulina desintoxica o corpo de metais pesados, em especial o arsênico

Bangladesh, no sul da Ásia, possui altos níveis de intoxicação por arsênico, chegando a acometer até 3% da população. Os pesquisadores de Bangladesh não encontraram outro meio de desintoxicação por arsênico da população se não pelo consumo de espirulina.

Eles realizaram um estudo com 24 pacientes que apresentavam intoxicação severa por arsênico, que foram tratados com 250 mg de espirulina e 2 mg de zinco duas vezes ao dia. O resultado foi uma redução de 47% nos níveis de arsênico do corpo dos participantes.

9. Diminui a candidíase

A candidíase é a principal causa de morte por micose nos Estados Unidos. *Candida* é uma espécie de fungo que é a causa mais comum de infecções em todo o mundo. Ela se encontra na flora intestinal em infecções sistêmicas da corrente sanguínea e órgãos principais.

Acomete mais pessoas com o sistema imune baixo – mais de 90 mil pessoas por ano nos Estados Unidos.

Estudos demonstram que a espirulina é um bom suplemento contra candidíase, pois promove o crescimento de uma comunidade de bactérias boas nos intestinos, que, por sua vez, inibem o crescimento de bactérias ruins, como a candidíase.

O equilíbrio da flora intestinal é extremamente importante para a saúde e para a função imunológica. O aumento da permeabilidade intestinal pode favorecer a candidíase e outras doenças autoimunes, pois permite que bactérias e toxinas entrem na circulação, atacando órgãos específicos.

Experimente seguir uma dieta baixa sem carboidratos refinados, como o açúcar e a farinha de trigo, para reduzir a proliferação de bactérias patológicas, e experimente uma dieta rica em probióticos, fibras e algas para fortalecer a barreira natural contra microrganismos do seu intestino e prevenir, além da candidíase, doenças autoimunes.

10. Espirulina talvez reduza a sua glicose sanguínea

Poucos estudos foram feitos com relação à espirulina no controle do açúcar no sangue, no entanto eles foram positivos.

Um estudo com 25 pacientes com diabetes tipo 2 observou reduções consideráveis nos níveis de glicose no sangue com dois gramas de espirulina por dia em seres humanos, sendo que houve melhoras ainda mais preponderantes em animais.

Por esses e outros motivos eu tomo de 10 a 20 comprimidos de espirulina e *chlorella* por dia, sendo mais um suplemento para você considerar incluir na sua coleção! Outra opção é a espirulina com paredes celulares rompidas (*broken cell walls*), que requer menos comprimidos.

Vale notar novamente que proteínas de fontes vegetais possuem mais baixa biodisponibilidade que proteínas animais, e por esse motivo devem ser utilizadas apenas como complemento na dieta e não como base, devido a esse perfil de aminoácidos inferior e incompleto.

No caso das algas, a taxa de utilização é de menos de 8%, comparada com 18% de *whey*, 33% de carnes e 48% de ovos, com base nos estudos de um dos maiores especialistas em proteínas, o dr. David Minkoff.

Mas, novamente, devido à qualidade nutricional desses alimentos, em minha opinião vale a pena incluir como um leve complemento a outras fontes de proteínas de maior valor biológico da dieta.

RECAPITULANDO...

- Algas como a espirulina e a *chlorella* são algumas das formas de vida mais antigas do planeta, sendo responsáveis por produzir oxigênio para grande parte dos seres vivos.
- Elas são centenas de vezes mais nutritivas que frutas tradicionais por caloria consumida.
- As algas apresentam uma concentração alta de proteína (em torno de 60%) e contêm 18 dos 20 aminoácidos, o que faz delas uma boa fonte complementar de proteínas para atletas.
- Proteínas de fontes vegetais têm mais baixa biodisponibilidade que proteínas animais e, por esse motivo, devem ser utilizadas apenas como complemento na dieta.
- As algas são ricas em antioxidantes, que protegem nosso corpo contra danos oxidativos e inflamação crônica de baixo grau, que originam as doenças degenerativas modernas.
- As algas também ajudam a reduzir as gorduras ruins do sangue, os triglicérides, a aumentar o colesterol bom (HDL) e prevenir a aterosclerose.
- Dezenas e dezenas de estudos e artigos com revisões científicas por pares estão disponíveis na literatura, analisando o poder da espirulina em retardar a proliferação de células cancerígenas.
- Elas fortalecem as células do corpo contra o câncer.

- São também ricas em nutrientes para o cérebro.
- A espirulina é especialmente rica em ácidos graxos ômega 3 docosa-hexaenoico (DHA) e eicosapentaenoico (EPA), melhorando a função dos neurônios e prevenindo doenças neurodegenerativas, como Parkinson e Alzheimer.
- As algas aumentam a hemoglobina e, portanto, melhoram o transporte de oxigênio dos glóbulos vermelhos.
- Elas são pobres em carboidratos. Os esportistas ou atletas *low-carb* podem consumi-las junto com fontes alimentares de gordura e se manterem em cetose.
- Estudos demonstram que a espirulina é um bom suplemento contra candidíase.
- Espirulina desintoxica o corpo de metais pesados, em especial o arsênico.
- As algas reduzem a pressão arterial e melhoram potencialmente a saúde dos vasos sanguíneos.
- Poucos estudos foram feitos com relação à espirulina no controle do açúcar no sangue, no entanto eles foram positivos quanto a esse efeito.

Relaxe: como controlar o cortisol, o hormônio do estresse

Agora falaremos sobre o hormônio do estresse, o cortisol, que infelizmente está fora de compasso com o ritmo biológico natural da maioria das pessoas, em nosso ambiente moderno errático, com trânsito, horas longas de trabalho e, é claro, todos os tipos de luzes artificiais durante a noite, que realmente cobram o seu preço na biologia humana.

Vamos entrar na história do cortisol, discutir seus efeitos primitivos, seus efeitos crônicos moderno e, inclusive, quero abordar a bioquímica da secreção do cortisol, além de como ele afeta todos os aspectos da sua vida, do exercício ao relaxamento, à longevidade, à prevenção de doenças e ao sono.

Para ajudá-lo, gostaria de falar sobre todas as maneiras pelas quais você pode modular o cortisol, desde o consumo de nutrientes até a meditação, o horário de dormir e de acordar e muito mais.

Pretendo falar sobre os dispositivos, os *wearables*, que permitem que você possa usar seus próprios dados, como frequência cardíaca, qualidade e estágios do sono, variabilidade cardíaca, temperatura, sono e outros parâmetros para ajudá-lo a modular seu cortisol.

E como os aparelhos terapêuticos de medição de ponta podem fazer você dominar o cortisol na sua vida.

Assim, certamente entraremos em outros aspectos da sua rotina para melhorar a secreção de cortisol, a testosterona e o hormônio do crescimento também, para você não só ficar mais saudável como "secar" e ganhar mais músculo, que é uma das funções desses hormônios incríveis. Quando você domina o cortisol, quando o modula muito bem, acontecem coisas realmente muito boas na sua vida, e você vive com mais equilíbrio e coerência.

Então, o que é o cortisol?

Cortisol é um hormônio secretado pelas glândulas chamadas suprarrenais ou adrenais – são glândulas em formato triangular que ficam no topo dos rins.

Ele é chamado de hormônio do estresse, e o exemplo clássico que as pessoas ouvem é uma "resposta de luta ou fuga". Então, fabricamos cortisol ou removemos cortisol em resposta a qualquer estresse percebido pelo cérebro no ambiente. E a palavra "percebido" é muito importante, pois é como modulamos nossa percepção. Logo, devemos fazer o possível para não nos estressarmos, pois o estresse leva à liberação do cortisol.

Infelizmente, no mundo da medicina em geral ou mesmo na área de medicina funcional, muitos profissionais da saúde não estão dando ao cortisol o respeito suficiente, pois não sabem nem como medi-lo propriamente. Não estão dando a devida atenção, mas imagino que isso irá mudar aos poucos.

O cortisol é muito importante, não só para mim, mas para todo mundo. É uma peça muito importante do quebra-cabeça e que, se faltar, realmente será uma falha na otimização de sua saúde e do seu desempenho físico ou mental.

Agora, um fator-chave na compreensão desse hormônio é que estamos conectados ao ritmo específico de cortisol diurno e noturno, e isso significa que todos nós estamos conectados à natureza, de modo a ter alto cortisol pela manhã e baixo cortisol à noite. Porque o sol nasce de manhã e se põe à noite e o mesmo ocorre com o cortisol. Assim, fugir desse ritmo é realmente deletério para a saúde e é o mesmo que se desconectar do ritmo do planeta Terra, o qual rege as leis biológicas naturais de todos os animais e seres humanos.

E, realmente, todos os problemas com relação ao cortisol têm muito mais a ver com o ritmo dele do que com seu volume, e infelizmente o cortisol vespertino e noturno não está sendo rastreado ou não lhe tem sido dada a devida atenção. O horário é muito importante, pois o cortisol noturno alto influencia o cortisol diurno, traz seus próprios problemas.

Mas ele literalmente salva nossas vidas, e o exemplo clássico é alguém sendo perseguido por um lobo na selva. Nós secretamos cortisol nesse cenário porque precisamos salvar nossa vida. Então, o que acontece nesse momento?

Aumentamos a energia em nosso cérebro e músculos para lutar ou fugir. Bioquimicamente, o cortisol é direcionado para o fígado a fim de produzir glicose no sangue via gliconeogênese. Assim, conseguimos a energia momentânea e o combustível para sobreviver aos animais selvagens.

E já preparando o corpo para o pior, o cortisol desativa o reconhecimento da dor; portanto, mesmo se formos derrubados, mordidos, retalhados ou o que for, ainda podemos lutar e sobreviver. E se acabarmos mortos, o trauma é tão grande que o corpo, via cortisol e outros hormônios, encontra um jeito de aliviar a dor ao máximo.

Se pararmos para pensar, a própria morte longa e sofrida dos hospitais não existe na natureza, o que é uma noção um tanto libertadora, já que realmente ela não proporciona mortes longas com frequência. É como se Deus tivesse nos projetado para realmente sofrer pouco e deixar nossos descendentes o quanto antes. Ou seja, morre ou vive, não havendo muito meio-termo como hoje em dia, com os avanços da medicina e o aumento das doenças crônicas e degenerativas modernas que nos levam, por exemplo, a morrer de câncer no hospital, sofrendo durante meses ou anos. Isso é muito mais sofrido do que pegar uma infecção por ferimento e morrer em um dia ou uma semana. Não se compara.

E, como você sabe, câncer praticamente não existe nos animais selvagens ou no ser humano primitivo, pois ocorre e ocorria em uma taxa ridiculamente menor que as taxas atuais. Então isso nunca foi um problema para eles.

O cortisol é anti-inflamatório. Novamente, o objetivo nesse cenário é apenas sobreviver; logo, o cortisol nos permite fazer exatamente isso.

O cortisol também é temporário: como expliquei, quando experimentamos um estresse agudo, temos uma elevação do cortisol, para realizar todos esses processos fisiológicos que demandam muita atenção. Desse modo, ele deve retornar a níveis normais logo após o evento estressante cessar.

Mas isso é diferente do que muita gente vivencia atualmente. Hoje em dia, o estresse se tornou crônico e constante. Os níveis ficam cronicamente elevados nos horários em que não deveriam estar, pois o ser humano moderno continua desafiando os ciclos circadianos naturais e muitas vezes trabalhando da forma errada e nos horários errados, com longas horas sentado diante do computador e nos escritórios.

Mais uma vez, sendo o cortisol nosso hormônio da ameaça à vida e que salva vidas, ele deve ser sinalizado de forma aguda apenas temporariamente. Uma forma simples de você entender esse mecanismo é considerar que o cortisol serve como nosso hormônio catabólico para sobreviver no dia a dia e ele é naturalmente alto durante o dia e baixo durante a noite. Portanto, durante o dia ele é catabólico, o que significa que desgasta os tecidos e os degrada.

Evolutivamente, quando nos levantamos, temos que encontrar nossa caça. Nós, literalmente, tínhamos que sobreviver a cada dia. Esse é um processo catabólico. Então, com o nascer do sol, o ser humano e todos os animais querem fazer tudo que puderem o mais rápido possível, para que possam sobreviver. Cada minuto é importante para a sobrevivência, pois não existiam geladeiras e supermercados, apenas búfalos, zebras, mamutes etc.

Já no final do dia, não precisamos ter tanta energia e não precisamos fazer tanto, já que não dava para enxergar muito, não havia como caçar, além de ser perigoso sair por aí no meio da selva. Por isso, no final do dia, o cortisol, assim como o sol, está se pondo e nos permitindo dormir, porque, obviamente, precisamos nos recuperar para poder fazer tudo de novo no dia seguinte.

Assim, o ponto realmente importante aqui é que, se você pensar evolutivamente, assim como o sol, o cortisol nasce pela manhã, e é nesse momento que precisamos fazer todas as nossas atividades importantes, mas hoje em dia não é o que muita gente faz, pois as pessoas estão trocando a ordem natural das coisas. No final do dia, podemos nos acalmar, dormir, exatamente com o pôr do sol.

Porém, o ser humano moderno não está fazendo isso, então o que ele faz à noite? Mexe no celular, assiste à TV, come, exatamente tudo que aumenta o cortisol e que potencialmente desregula seus níveis na manhã seguinte. É muito comum hoje em dia ver pessoas com baixo cortisol e cansadas durante o dia, devido ao abuso do cortisol durante a noite.

Muitas pessoas estão desregulando todo o cortisol, o que pode precipitar várias patologias crônicas. O que aconteceu ao longo do tempo é que, com a vida moderna, mudamos o cortisol de um hormônio agudo para um hormônio crônico e desconectamos nosso senso de vida natural com o sol.

Então, uma das grandes vantagens deste capítulo é que eu quero que você realmente melhore sua saúde, seu desempenho, previna doenças e outros fatores, tentando descobrir maneiras corretas de viver com o ritmo do sol.

Tente acordar com o sol e ir para a cama poucas horas após o pôr do sol, pois é assim que nosso cortisol é produzido dentro de nós e realmente não importa o que você faça. Se desrespeitar o ritmo biológico natural, irá sofrer as consequências, que podem ser leves ou mais drásticas. Somos catabólicos durante o dia, ou pelo menos deveríamos ser, e deveríamos ser anabólicos à noite. Catabólico significa desgaste e degradação, já o anabolismo é crescimento, cura, reparo e rejuvenescimento, o que ocorre quando vamos para a cama e dormimos.

Porém, as estatísticas mostram que não vamos mais para a cama no horário tradicional. Mesmo se comparado com 20 anos atrás, o sono e o horário de repouso estão mudando rápida e dramaticamente para grande parte da população. O ser humano moderno dorme seis horas por noite, de acordo com as estatísticas de diversos países desenvolvidos ou em desenvolvimento, como o Brasil e os Estados Unidos. Há 50 anos a média populacional era de oito horas diárias de sono.

O ser humano vai para a cama para ser bombardeado por luz azul e não para dormir. Depois não sabe por que não pega no sono, por que acorda no meio da noite, toma remédio para dormir ou tem que beber álcool para pegar no sono. A ciência é clara com relação aos efeitos deletérios das luzes artificiais noturnas.

O fluxo hormonal, o equilíbrio hormonal dentro de nós, é realmente ditado por esse equilíbrio catabólico e anabólico. Então, ao observarmos esse ritmo diário, o sol nasce de manhã, que é quando o cortisol começa a atingir o pico, por volta das 6 da manhã. À medida que o dia passa, o cortisol diminui sua produção. O ponto mais baixo é por volta das 22 horas. Isso acontece quando deveríamos dormir, um pouco após o sol se pôr. No entanto, o ser humano moderno está produzindo cortisol à noite, o que é preocupante.

Quando o cortisol está no nível mais baixo, isso permite que os três hormônios mais anabólicos, testosterona, hormônio do crescimento e melatonina, subam muito. Porém, o ser humano moderno está ficando carente em testosterona, melatonina e hormônio do crescimento. Por quê? Porque desrespeitou todas as regras naturais e perdeu a noção totalmente. Pelo menos muitos de nós.

Por este e outros motivos, estamos com uma crise de saúde pública, sendo que o nível de testosterona dos homens e das mulheres está em baixa e em níveis recordes. Assim, constatamos um aumento de casos de infertilidade, baixo desejo sexual, disfunção erétil, menopausa precoce e aumento excessivo de estrogênio, que junto com a baixa de testosterona traz características femininas aos homens, como o aumento das mamas.

A ginecomastia é um distúrbio que ocorre no homem. O que antes era característico na puberdade, agora acontece em um número assustador de homens, além da perda de traços masculinos, como massa muscular abundante, força, estamina e ganho de feições femininas, como o aumento das nádegas, ganho de mama, traços típicos do aumento de estrogênio.

O aumento do cortisol noturno e da glicose sanguínea noturna traz estragos enormes para a saúde humana, muito além da baixa da testosterona e do aumento do estrogênio. Traz aumento dos níveis de estresse (cortisol é o hormônio do estresse), pressão alta, dislipidemia e redução da variabilidade cardíaca, componente crucial para o equilíbrio do sistema nervoso e descanso adequado.

Cortisol alto à noite desregula substancialmente este e outros hormônios anabólicos e anti-inflamatórios. E um ponto extremamente importante é que, quando você tem cortisol elevado à noite, há uma diminuição na produção ou sensibilidade desses três hormônios anabólicos: a testosterona, hormônio do crescimento e a melatonina.

Com o tempo, isso prejudicará sua capacidade de dormir, recuperar, reciclar as toxinas e regenerar as células, assim como reparar todas as coisas boas que você precisa para levar uma vida de qualidade, como recarregar as baterias das suas mitocôndrias e a ATP das suas células, que, a propósito, roda 1.200 a 1.500 vezes ao dia.

Um detalhe muito importante é que o horário em que produzimos mais hormônio do crescimento é entre as 22 e as 2 da manhã, justamente no horário em que o cortisol está no nível mais baixo. Portanto, você já consegue imaginar, em parte, por que as pessoas estão gordas e com insônia, pois elas não conseguem produzir hormônio de crescimento, que é muito importante para a queima de gordura. Muito pelo contrário, produzem muita insulina com os carboidratos que comem o tempo todo. E suprimem a melatonina, outro hormônio anti-inflamatório, um antioxidante muito forte, que leva cerca de 12 horas para completar sua reposição, mas que é rapidamente esgotada com as luzes do celular e da TV, por horas.

Então, a lição mais prática para você gozar dos benefícios do cortisol alto de manhã e baixo durante a noite e de todas as maravilhas que acontecem como consequência desse ciclo natural, mas que foi retalhado pelos hábitos mais modernos do ser humano, é dormir cedo para acordar cedo. Simples! Exatamente o oposto do que muita gente faz hoje em dia, que é dormir tarde e acordar cedo.

Logo, assista televisão mais cedo, utilize luzes foscas e menos brilhantes, como o abajur ou luzes indiretas ou distantes, como a luz do banheiro. Se preferir, coloque fitas *white tape* nas luzes do seu quarto, o que é extremamente prático e fácil para diminuir a luminosidade. Outra opção é utilizar luzes vermelhas no quarto.

E outra coisa muito importante é sair da cama de manhã e receber luz solar, pois a maneira como a melatonina é estimulada à noite é pela exposição ao sol de manhã, logo quando acordamos, na medida de pelo menos 4.000 lux, que você pode medir por meio do aplicativo chamado Mylux ou do myCircadianClock, do famoso pesquisador do ciclo circadiano, dr. Satchin Panda.

Assim, se você receber exposição significativa da luz do sol às 10 horas, vai levar 12 horas para redefinir a melatonina, que não começará a ser secretada antes das 22 horas. Nesse caso, já fica tarde demais e mesmo assim você pode não dormir com facilidade e com qualidade. Fato científico.

Isso é muito diferente de tomar sol ou se expor à sua iluminação de manhã cedo, às 7 ou 8 horas, quando, neste caso, sua melatonina estaria começando a secretar às 19 ou 20 horas, o que está muito mais alinhado com o ponto baixo de cortisol, que será por volta das 22 horas e, em seguida, o pico do hormônio do crescimento entre as 22 e as 2 da madrugada.

Estes três hormônios são anabolizantes e reparadores enquanto dormimos: o hormônio do crescimento, a testosterona e a melatonina. Então, se você está barrigudo, com baixa performance sexual, cansado e com pouca energia, você já sabe por onde começar. E não me venha dizer que você está velho, porque essa é a desculpa mais esfarrapada que eu já ouvi.

Coma mais cedo, durma mais cedo e assista TV mais cedo. Corte os carboidratos para emagrecer, faça o jejum intermitente para renovar, mas se você continuar perturbando seu ciclo de cortisol, apesar de todos os esforços com a dieta, poderá continuar tendo problemas de saúde, que se estendem dos mais leves aos mais dramáticos.

E isso se aplica ao horário dos treinos também. Exercício estimula o cortisol, então não é bom fazer exercício depois das 20 horas. Em vez disso, faça durante o dia, com calma, sincronizado e renovado. Pode ser de manhã, antes do almoço, ou mesmo no final da tarde, mas o ideal em termos hormonais e de recuperação é até o sol se pôr. Seu corpo agradece e outros hormônios também, porque há muitos deles em jogo, não apenas esses três.

A noradrenalina e o cortisol são essencialmente parceiros na sabotagem do seu sono, pois sempre que liberamos cortisol, também liberamos noradrenalina, que é uma parte muito importante desse processo, porque influencia outros processos enzimáticos importantes.

Então vamos entrar em detalhes. Quando o corpo percebe o estresse via luz noturna ou problemas cotidianos, o sistema de ativação reticular que ocupa a parte central do tronco cerebral, que é a parte do cérebro que produz noradrenalina, entra em ação. E, em seguida, o *locus coeruleus*, um pequeno aglomerado de neurônios envolvidos em uma variedade de processos fisiológicos, envia sinais para a hipófise.

A hipófise é uma parte interessante do cérebro, porque é responsável por todas as moléculas de sinalização impactando diretamente a tireoide. Então você já imagina...

A função da tireoide é controlada pela glândula hipófise, e a hipófise produz o hormônio estimulador da tireoide (TSH), que induz essa glândula a produzir T3 e T4.

E agora você já deve ter percebido a conexão! Quando somos expostos ao estresse constante e à luz artificial durante a noite, produzimos cortisol em excesso, logo esse cortisol leva à produção de noradrenalina, que em seguida envia sinais à hipófise para produzir menos hormônio da tireoide. Este é um mecanismo adaptativo ao estresse, porque sob seus efeitos o corpo entra em estado catabólico, degradando assim tecidos importantes do corpo, como o tecido muscular e a glândula da tireoide.

Então o cidadão fica com o metabolismo mais lento, insulina alta, entrando assim no ciclo vicioso de restrição de calorias para emagrecer, que não funciona em longo prazo, já que a massa muscular é substancialmente reduzida com o estresse e o hormônio da tireoide reduzido, que controla em grande parte o metabolismo. Um ciclo vicioso é criado.

Enquanto tudo que a pessoa precisa fazer é restaurar cortisol, melatonina e GH, em vez disso o cidadão está comendo carboidratos à noite por causa de uma dieta mal formulada de restrição calórica para perda de peso, que gera fome o tempo todo. Ou faz isso por maus hábitos. Esse ciclo vicioso é exatamente o oposto do ciclo da virtude.

O ciclo da virtude inclui treinamento de força à luz do dia e dietas *low-carb* de baixo índice glicêmico. Nesse caso, novamente, dormindo cedo e bastante, se possível usando abajur em vez de luz brilhante à noite, tomando suplemento de melatonina, que é uma das maravilhas da ciência, e treinando musculação durante o dia, pelo menos três vezes na semana para ter músculo e poder consumir um aporte calórico maior e mais saudável, em vez de reduzir as calorias excessivamente.

Assim, a pessoa pode comer mais calorias e restabelecer a tireoide, o GH e a testosterona. Você leu bem: fazer musculação, entre outras práticas, ajuda muito a restabelecer a tireoide ao possibilitar o aumento do aporte calórico e ao mesmo tempo acabar com a resistência à insulina. Mas não no caso da tireoidite de Hashimoto, que requer uma dieta de eliminação e suplementos como a vitamina D, além de atividade física.

RECAPITULANDO...

- A ciência é clara com relação aos efeitos deletérios das luzes artificiais noturnas, principalmente a azul.
- Quando somos expostos ao estresse constante e à luz artificial à noite, produzimos cortisol em excesso, o hormônio do estresse.
- O cortisol é chamado de hormônio do estresse e pode ser explicado como "uma resposta de luta ou fuga".
- O cortisol leva à produção de noradrenalina, que em seguida envia sinais à hipófise para produzir menos hormônio da tireoide.
- A hipófise é uma parte interessante do cérebro, porque é responsável por todas as moléculas de sinalização, impactando diretamente a tireoide.
- A função da tireoide é controlada pela glândula hipófise, que produz o hormônio estimulador da tireoide (TSH), que induz essa glândula a produzir T3 e T4.
- Tudo que é preciso fazer nesse sentido é restaurar o cortisol, a melatonina e o GH, dormindo cedo e diminuindo a luz à noite, em vez de comer carboidratos, assistir TV ou se distrair passivamente com o celular.
- Exercícios também estimulam o cortisol, então não é recomendável exercitar-se após as 20 horas.
- Dormir cedo é importante para um sono mais reparador, para aumentar a melatonina e para reduzir o cortisol noturno.

- Quanto ficamos expostos à luz natural mais cedo, produzimos melatonina, o hormônio do sono, que é um poderoso antioxidante.
- O horário em que produzimos mais hormônio do crescimento é entre as 22 e 2 horas, quando estamos dormindo, e não quando assistimos à televisão.
- Em parte, as pessoas estão gordas e com insônia, pois elas não conseguem produzir hormônio do crescimento, que é muito importante para a queima de gordura.
- Carboidratos durante o dia e durante a noite, junto com outros hábitos ruins, são parceiros no crime.
- O cortisol está no nível mais baixo justamente entre as 22 e as 2 da madrugada, mas se você assistir à televisão, fizer exercícios ou ficar mexendo no celular nesse horário, o cortisol não reduzirá tanto, podendo até aumentar.
- Muitas pessoas estão em depressão por causa da desregulação do ciclo circadiano e, mais ainda, pela falta de exercícios (exercício é muito potente para o humor e para a saúde mental).
- Emular padrões de vida dos nossos ancestrais é a forma mais eficaz de curar depressão, para a maioria das pessoas.

A poderosa vitamina C para o sistema imune

As manifestações de deficiência de vitamina C foram documentadas pela primeira vez pelo médico Hipócrates, na Grécia Antiga. O bioquímico húngaro Albert Szent, até 1928, estudou muito essa condição conhecida como escorbuto. Já em 1945, cientistas da Universidade de Wisconsin, nos Estados Unidos, descobriram que, quando privavam os macacos de vitamina C por apenas algumas semanas, vários problemas dentários, incluindo sangramento nas gengivas, afrouxamento dos dentes e formação de depósitos de tártaro pesados, eram induzidos.

Mas trata-se da dose mínima. E as doses altas? Há situações como gripes, resfriados e condições mais sérias de infecções virais e bacterianas em que a vitamina C é quase milagrosa em doses altas, que podem ser administradas de forma intravenosa, lipossomais ou mesmo em cápsulas várias vezes ao dia. Em tais condições, os médicos administram de 10 a 100 g por dia, dependendo da condição e da composição corporal.

Sabemos que os efeitos da vitamina C suplementar são altamente dependentes da dose administrada. Em doses baixas, a vitamina C se comporta como um antioxidante, ajudando o corpo a neutralizar toxinas, prevenir gripes e eliminar resíduos. Já em doses altas, a vitamina C atua como um pró-oxidante que pode atingir seletivamente células disfuncionais e cancerosas, assim como eliminar vírus e bactérias nocivas.

Por esse motivo, no mundo todo, doses altas de vitamina C intravenosa têm sido usadas para tratar o câncer e condições infecciosas desde a década de 1970.

Estudos *in vitro* confirmaram que a vitamina C pode desencadear apoptose (morte celular programada para posterior eliminação pelo organismo) no cólon, mama, pele, sangue, medula óssea, melanoma e diversos tipos de células cancerígenas malignas. Além disso, a administração concomitante de vitamina C e vitamina B2 pode aumentar sinergicamente a apoptose em vários tipos de células cancerígenas. Ou seja, podem, em conjunto, levar à morte celular programada de células tumorais.

Nos animais, ela pode impedir o crescimento de câncer de pele, ovário, pâncreas, cérebro, cólon, pulmões (mesotelioma maligno, um tumor do tecido que reveste esse órgão), estômago, coração e outros órgãos. Um grupo norte-americano de cientistas do Kansas[39] administrou ascorbato de sódio diariamente na dose de 500 mg por quilo em cobaias portadoras de tumor hepático, em 2006. Os resultados mostraram que "injeções subcutâneas de ascorbato (500 mg/ kg/ dia) inibiram o crescimento em até 65%, com a suplementação oral reduzindo-a em cerca de 50%".

Para quem não sabe, o ascorbato de sódio é um dos vários sais minerais do ácido ascórbico, da vitamina C, e portanto esse estudo mostrou eficácia da injeção subcutânea *versus* a suplementação oral, embora a injeção tenha sido superior.

O bioquímico Linus Pauling e o cirurgião Ewan Cameron[40] administraram 10 gramas/dia de vitamina C em pacientes terminais com câncer, em 1976, e descobriram que a sobrevivência aumentou "mais de 4,2 vezes" em comparação com pacientes que não receberam vitamina C. Repetindo: mais de quatro vezes.

E outros estudos confirmaram que a vitamina C pode aumentar a sobrevida e melhorar significativamente a qualidade de vida de pacientes com câncer terminal.

O oncologista de radiação Victor Marcial estudou pacientes com câncer avançado (estágio 4). No caso, 40 pacientes receberam 40.000 a 75.000 mg por via intravenosa, várias vezes por semana, e esses foram pacientes que não responderam a outros tratamentos. A taxa inicial de resposta tumoral foi alcançada em 75% dos pacientes, definidos como uma redução de 50% ou mais no tamanho do tumor. Ele afirma veementemente que, em geral, nos pacientes de câncer, o efeito é tão dramático que é difícil voltar a não usar, principalmente a vitamina C intravenosa.

Então, como a vitamina C exerce seus efeitos benéficos?

Quando os níveis sanguíneos de vitamina C são mantidos consistentemente altos, ela é absorvida pelo tecido canceroso, onde produz peróxido de hidrogênio, que mata as células cancerígenas.

A vitamina C também mata o vírus influenza e reduz a duração das infecções por resfriado comum, pneumonia, malária e diarreia, que mata milhões de pessoas no mundo anualmente.

A vitamina C suprime a replicação do HIV pelas células infectadas[41] e trata com sucesso a hepatite, mononucleose (o chamado vírus do beijo), gripe, sarampo, caxumba e pneumonia viral.

Na saúde do coração, a vitamina C diminui o tempo de internação em pacientes após cirurgia cardíaca devido a sua ação no sistema imunológico. Como relatei, a vitamina C aumenta a imunidade, que produz um efeito anticancerígeno.

A vitamina C aumenta significativamente a imunidade e o tempo de vida, sendo que dietas ricas nesses antioxidantes aumentam a sobrevivência de ratos expostos a endotoxinas.

As principais fontes alimentares de vitamina C são as frutas, mas como frutas e sucos de fruta em excesso causam distúrbios metabólicos, prejudicam a função cerebral e aumentam a fome (devido ao efeito da frutose e da alta variabilidade glicêmica), a melhor forma de consumi-la é pela ingestão de frutas baixas em carboidratos, como suco de limão, uma unidade de mexerica, uma ou duas laranjas ou pela suplementação.

Pessoalmente, consumo a forma suplementar de vitamina C na dose de 500 mg duas vezes ao dia e uma limonada ou laranja algumas vezes na semana, sempre atento para não passar de 25 gramas de açúcar por dia, dessas frutas ou mel, pois, com certeza, não vale a pena alcançar altas doses de vitamina C naturalmente se intoxicando de açúcar.

RECAPITULANDO...

- A melhor forma de consumir vitamina C é através de frutas baixas em carboidratos, suco de limão, uma unidade de mexerica, uma ou duas laranjas ou pela suplementação de 500 a 1.000 mg por dia.
- Sucos de fruta causam distúrbios metabólicos, prejudicam a função cerebral e aumentam a fome, portanto use as frutas com moderação, ou sucos *low-carb*, como o suco de limão.
- Altas doses de vitamina C intravenosa têm sido usadas para tratar, no mundo todo, o câncer desde a década de 1970 e condições infecciosas.
- Em doses baixas, a vitamina C se comporta como um antioxidante, ajudando o corpo a neutralizar toxinas, prevenir gripes e eliminar resíduos.
- Em altas doses, a vitamina C atua como um pró-oxidante, que pode atingir seletivamente células disfuncionais e cancerosas, assim como eliminar vírus e bactérias nocivas.
- Quando os níveis sanguíneos de vitamina C são mantidos consistentemente altos, ela é absorvida pelo tecido canceroso, onde produz peróxido de hidrogênio, que mata as células cancerígenas.
- O oncologista de radiação Victor Marcial descobriu que, em 40 pacientes que receberam vitamina C intravenosa, a taxa inicial de resposta tumoral foi alcançada em 75% dos pacientes, definidos como uma redução de 50% ou mais no tamanho do tumor.
- Nos animais, ela pode impedir o crescimento de câncer de pele, ovário, pâncreas, cérebro, cólon, pulmões (mesotelioma maligno, um tumor do tecido que reveste o órgão), estômago, coração e outros órgãos.

Sessão bônus

Parabéns por ter chegado até aqui! Isso significa que você é um leitor inteligente e por isso ganhará esta sessão bônus, junto com muitas outras coisas boas que acontecerão em sua vida!

Cinco erros comuns de quem segue a dieta cetogênica

Artigo escrito por Mark Sisson:
A maioria de nós, que seguimos a dieta baixa em carboidratos, resolvemos problemas criados pela "Sabedoria Convencional". A falsa ideia criada sobre a "importância" de comer grãos integrais e fazer exercícios aeróbicos diariamente, e os falsos perigos das gorduras dietéticas naturais e a premissa de que carboidratos servem como base de "energia".

Essas inverdades são espalhadas tão amplamente e falham tão conclusivamente que você não pode deixar de olhar para as pessoas e dizer que estão seguindo paradigmas errados.

É aí que entramos. A maioria de nós, que seguimos a dieta baixa em carboidratos, resolvemos problemas criados por falsas recomendações convencionais de estilo de vida e alimentação. Às vezes, evitar o conselho convencional vai muito longe. No entanto, às vezes as pessoas cometem sérios erros na busca da perfeição cetogênica.

1. Bombas de energia

Quando você percebe que a gordura da dieta pode ser um fator importante para a melhor absorção de nutrientes, aumento da saciedade, aceleração do metabolismo da gordura, queima de gordura corporal e percebe que o excesso de carboidratos refinados é uma força para o ganho de peso, você aumenta o primeiro e reduz o último.

Gorduras saudáveis, como manteiga, óleo de coco, azeite e óleo de abacate, ainda são alimentos naturais, mas eles são removidos das fontes. Eles são, portanto, mais concentrados em calorias. E provavelmente não devem fazer parte da maioria das suas calorias, se você está tendo dificuldades de perder peso na dieta cetogênica.

Se você chegou a um platô na perda de peso, o excesso dessas gorduras adicionais pode estar atrapalhando, mas provavelmente não apenas modestas duas ou três colheres de sopa dessas gorduras saudáveis por dia.

Essas gorduras ancestrais são muito mais densas em nutrientes e incrivelmente mais saudáveis que as gorduras isoladas PUFA de óleo de milho, óleo de soja, margarina e canola. Mas, ao mesmo tempo, para quem tem o metabolismo mais lento ou não faz exercícios regularmente, elas devem ser apenas complementos (novamente, até duas ou três colheres por dia) das gorduras dos próprios alimentos, como ovos, carne, abacate, nozes ou sementes. Obtenha a maior parte das suas gorduras com alimentos como abacates, carnes, oleaginosas e peixes de água fria. Reserve gordura para cozinhar, ou coloque apenas uma colher de sopa em cima de cada refeição.

2. Receitinhas ou guloseimas cetogênicas

Eu gosto de um bom doce cetogênico (adoçado com xilitol), quando a ocasião é favorável. Farinha de amêndoa, farinha de coco e outras farinhas à base de nozes isentas de glúten podem ser aliadas versáteis e úteis quando essas situações surgirem. Mas como alimento básico regular vale a pena?

Comer de maneira ancestral é mais do que limitar-se apenas aos ingredientes. Estamos tentando mudar nossa relação com a comida. Não comemos farinha de arroz, barrinhas de cereais ou qualquer outro carboidrato refinado, mas comemos barras de castanhas/nozes que são altamente nutritivas. Só que com moderação e nos dias mais convenientes, não o tempo todo.

Se comer muita farinha de amêndoas ou castanhas de caju, você irá engordar, mesmo que sejam baixos em carboidratos e não sejam refinados.

O excesso de gorduras dessas fontes pode ser um problema. Coma apenas o equivalente a uma colher de sopa por dia ou um pouco mais, se o organismo permitir.

Você está comendo um punhado de amêndoas nos iogurtes com mel? Ou você está batendo dezenas de amêndoas no liquidificador para fazer *cupcakes* de chocolate adoçados com mel ou mesmo xilitol? Os mesmos ingredientes, com diferentes doses, geram resultados diferentes. No final de um dia, uma panqueca, um *brownie* ou um *cupcake* com uma ou duas colheres de sopa de farinha de amêndoas são diferentes de dezenas de castanhas goela abaixo!

Elas precisam ser moderadas, se você quer emagrecer ou manter o peso.

3. Muito chocolate amargo

Muitas pessoas não são atraídas por ele, mesmo na comunidade cetogênica. Mas quem gosta, gosta mesmo! E muitas vezes mete o pé na jaca.

O chocolate escuro é absolutamente um alimento saudável. Dezenas de estudos o apoiam para a saúde do coração, a função mental e a atividade anti-inflamatória. E uma vez que você atingiu 80% de cacau, você passa a receber uma boa dose de antioxidantes e polifenóis do cacau, gordura de cacau saudável com quase nada de açúcar. Eu amo um bom pedaço de chocolate amargo de qualidade! Coma-o várias vezes por semana, às vezes mais.

Mas, no entanto, ele ainda é um complemento.

Se quiser, explore outras avenidas para a ingestão de cacau. Procure cacau em pó. Faça chocolate quente (use leite de coco, se preferir). Incorpore o cacau em sua cozinha (alguém quer um *cookie* cetogênico?). Experimente o cacau com adoçante natural. Você pode usar cacau com adoçante natural (estévia/xilitol) e controlar o nível de doçura desejado.

Resumindo, coma chocolate 80% com moderação.

4. Comer proteínas demais

Se você comer proteínas mais de duas ou três vezes por dia e não fizer treinamento de musculação, isso pode estar atrapalhando sua perda de peso. Sendo assim, dois filés de carne ou peixe bem servidos por dia podem ser suficientes para você.

5. Evitar totalmente os exercícios aeróbicos

Você pode estar evitando demais os exercícios de cárdio. Você já deve saber que o treino resistido, como musculação, HIT, *crossfit* e treino funcional, pode oferecer muitos dos benefícios dos exercícios aeróbicos e ainda mais. Eles são mais poderosos na busca de um corpo bonito, com pouca gordura, e na melhora da resistência à insulina.

Por outro lado, exercícios aeróbicos crônicos, como corridas longas, são ruins para a maioria das pessoas. São potencialmente problemáticos. Isso pode sugar sua vida para fora. Faz doer suas articulações ou até mesmo seus relacionamentos. E nem mesmo é muito bom para reduzir a gordura corporal e melhorar a composição corporal. Você pode obter muitos dos mesmos benefícios e uma tonelada de novos de maneira eficiente em termos de tempo, aumentando a intensidade e reduzindo o volume de seus exercícios. Se você não está sendo pago para correr muito todo dia, não faça isso. A não ser que goste muito mesmo, pois gosto não se discute.

No entanto, *jogging* ao redor do bairro não vai matá-lo. Nem todo cárdio é crônico. Uma boa corrida de 20 minutos está ótimo. Uma caminhada longa é excelente. Se fizer isso e ficar de olho na dieta, poderá ter ótimos resultados. Mas nunca terá o corpo igual ao que teria se fizesse um pouco de musculação ou qualquer outro treino resistido.

Talvez você queira correr 3 ou 5 km de vez em quando. Mas você não precisa fazer todos os dias ou mesmo toda semana. Existem outras modalidades de exercício que valem mais a pena para você conquistar o corpo que sempre quis, sem gastar muito tempo.

Para finalizar...

- Obrigado por ler este livro!
- **Leia meus outros livros:** *Dieta low carb* e *A dieta dos nossos ancestrais* para se aprofundar mais.
- **Siga meu canal do YouTube** chamado *Dieta low carb com Caio Fleury* (nutricionista) para evoluir na sua jornada de saúde e emagrecimento.
- **Baixe meu *podcast*** no Spotify, iTunes ou Soundcloud para escutar enquanto dirige, caminha ou em qualquer outro lugar.
- **Siga-me no Instagram:** nutri_caiofleury.

NOTAS

[1] Megan N. Roberts, et al., 2018, e Julie A. Mattison et al., 2017

[2] Luigi Fontana et al., 2009). *Effects of long-term calorie restriction and endurance exercise on glucose tolerance, insulin action, and adipokine production.*

[3] Leia mais em: https://pubmed.ncbi.nlm.nih.gov/29440150 e https://www.ncbi.nlm.nih.gov/pmc/articles/PMC3232220.

[4] Chaudhry, Laura. (2004). *Brain workout*. South China Morning Post, online.

[5] R. Weindruch et al., 1999. Dietary intervention at middle age: caloric restriction but not dehydroepiandrosterone sulfate increases lifespan and lifetime cancer incidence in mice.

[6] Dinse et al., 2020, sobre aumento de doenças autoimunes nos 25 anos anteriores à publicação do trabalho. Disponível em: https://onlinelibrary.wiley.com/doi/abs/10.1002/art.41214.

[7] Disponível em: https://pubmed.ncbi.nlm.nih.gov/23803881.

[8] Disponível em: https://pubmed.ncbi.nlm.nih.gov/31089868.

[9] Longo, Valter D.; Satchidananda Panda. Fasting, Circadian Rhythms, and Time-Restricted Feeding in Healthy Lifespan. *Cell Metabolism*, vol. 23, n. 6, 2016, pp. 1048-1059, doi:10.1016/j.cmet.2016.06.001.

[10] Meal timing and obesity: interactions with macronutrient intake and chronotype - https://pubmed.ncbi.nlm.nih.gov/30705391/

[11] Disponível em: https://pubmed.ncbi.nlm.nih.gov/25311083.

[12] Disponível em: https://journals.physiology.org/doi/pdf/10.1152/ajpgi.00330.2010.

[13] Disponível em: https://academic.oup.com/jcem/article-abstract/105/8/2789/5855227?redirectedFrom=fulltext.

[14] https://pubmed.ncbi.nlm.nih.gov/25316434/

[15] www.sciencedaily.com/releases/2014/04/140401111957.htm. University of Wisconsin-Madison. "Monkey caloric restriction study shows big benefit; contradicts earlier study." ScienceDaily. ScienceDaily, 1 April 2014. <www.sciencedaily.com/releases/2014/04/140401111957.htm

[16] https://www.ncbi.nlm.nih.gov/pmc/articles/PMC2829643/ - Effects of long-term calorie restriction and endurance exercise on glucose tolerance, insulin action, and adipokine production

[17] Weight loss history as a predictor of weight loss: results from Phase I of the weight loss maintenance trial. - Myers VH, McVay MA, Champagne CM, Hollis JF, Coughlin JW, Funk KL, Gullion CM, Jerome GJ, Loria CM, Samuel-Hodge CD, Stevens VJ, Svetkey LP, Brantley PJ. Weight loss history as a predictor of weight loss: results from Phase I of the weight loss maintenance trial. J Behav Med. 2012 Aug 21.

[18] https://academic.oup.com/ajcn/article/85/4/981/4648934

[19] https://pubmed.ncbi.nlm.nih.gov/22889512/

[20] https://www.karger.com/Article/Abstract/100954

[21] https://pubmed.ncbi.nlm.nih.gov/26718414/

[22] https://pubmed.ncbi.nlm.nih.gov/18635428/

[23] https://pubmed.ncbi.nlm.nih.gov/19502017/

[24] https://www.umass.edu/kinpedlab/sites/default/files/publications/Gardner_A%20to%20Z%20Main%20Diet%20Study.pdf

[25] Disponível em: https://onlinelibrary.wiley.com/doi/abs/10.1111/j.1748-1716.1986.tb08000.x.

[26] https://pubmed.ncbi.nlm.nih.gov/15005091

[27] Disponível em: https://www.nature.com/articles/s41598-017-16689-4#Sec7.

[28] Toxicopathological Effects of the Sunscreen UV Filter, Oxybenzone (Benzophenone-3), on Coral Planulae and Cultured Primary Cells and Its Environmental Contamination in Hawaii and the U.S. Virgin Islands. SpringerLink.

[29] Mais informações em: https://edition.cnn.com/2018/07/03/health/hawaii-sunscreen-ban/index.html.

[30] Disponível em: https://sites.oxy.edu/clint/evolution/articles/DoesParticipatinginPhysicalActivityinOutdoorNaturalEnvironments.pdf.

[31] https://pubmed.ncbi.nlm.nih.gov/21291246/

[32] https://pubs.acs.org/doi/10.1021/es903183r - What is the Best Dose of Nature and Green Exercise for Improving Mental Health? A Multi-Study Analysis

[33] https://www.ncbi.nlm.nih.gov/pmc/articles/PMC1756988/

[34] Can Low level laser therapy (LLLT) associated with an aerobic plus resistance training change the cardiometabolic risk in obese women? A placebo-controlled clinical trial - Journal of photochemistry and photobiology. B, Biology – disponível em 10.1016/j.jphotobiol.2015.08.026

[35] Mcrae E, et al. 2013). Jackson RF, Dedo DD, Roche GC, Turok DI, Maloney RJ. Low-level laser therapy as a non-invasive approach for body contouring: a randomized, controlled study. Lasers Surg Med. 2009;41(10):799-809. 10. Mcrae E, Boris J. Independent evaluation of low-level laser therapy at 635 nm

for non-invasive body contouring of the waist, hips, and thighs. Lasers Surg Med. 2013;45(1):1-7.

https://www.ncbi.nlm.nih.gov/pubmed/20014253

[36]Transcranial infrared laser stimulation produces beneficial cognitive and emotional effects in humans - https://www.researchgate.net/publication/233827091_Transcranial_infrared_laser_stimulation_produces_beneficial_cognitive_and_emotional_effects_in_humans

[37]Cognitive enhancement by transcranial laser stimulation and acute aerobic exercise

Jungyun Hwang 1, Darla M Castelli 1, F Gonzalez-Lima 2 - https://pubmed.ncbi.nlm.nih.gov/27220529/

[38]Comparison of Red and Infrared Low-level Laser Therapy in the Treatment of Acne Vulgaris https://www.ncbi.nlm.nih.gov/pmc/articles/PMC3352636/

[39]Casciari JJ, Riordan HD, Miranda-massari JR, Gonzalez MJ. Effects of high dose ascorbate administration on L-10 tumor growth in guinea pigs. P R Health Sci J. 2005;24(2):145-50.

http://prhsj.rcm.upr.edu/index.php/prhsj/article/view/384

[40]Cameron E, Pauling L. Supplemental ascorbate in the supportive treatment of cancer: Prolongation of survival times in terminal human cancer. Proc Natl Acad Sci USA. 1976;73(10):3685-9.

https://www.ncbi.nlm.nih.gov/pubmed/1068480

[41]Saiba mais em:

https://www.sciencedirect.com/science/article/abs/pii/030698778490149X?via%3Dihub.

https://www.irishtimes.com/opinion/letters/vitamin-c-and-hiv-1.707709.

https://www.scielo.br/j/jped/a/3CFfKz8HfQ9kGvGRh3Kj57D/?lang=en#:~:text=Conclusion-,Our%20findings%20show%20that%20HIV%2Dinfected%20individuals%20have%20low%20levels,not%20present%20with%20this%20depletion.

https://www.sciencedirect.com/science/article/abs/pii/030698778490149X?via%3Dihub.

REFERÊNCIAS

ABLON, Glynis. Phototherapy with light emitting diodes. *US National Library of Medicine National Institutes of Health*. 2018. Disponível em: https://www.ncbi.nlm.nih.gov/pmc/articles/PMC5843358.

AL SARRAJ, Taif; SAADI, Hussein; CALLE, Mariana C.; VOLEK, Jeff S.; FERNANDEZ, Maria Luz. Carbohydrate restriction, as a first-line dietary intervention, effectively reduces biomarkers of metabolic syndrome in Emirati adults. *The Jounal of Nutrition*. 2009. Disponível em: http://jn.nutrition.org/content/early/2009/07/08/jn.109.109603.full.pdf+html.

AUDE, Y. Wady; AGATSTON, Arthur S.; JIMENEZ-LOPEZ, Francisco; et al. The National Cholesterol Education Program Diet vs a Diet Lower in Carbohydrates and Higher in Protein and Monounsaturated FatA Randomized Trial. *Jama Network*. 2004. Disponível em: https://jamanetwork.com/journals/jamainternalmedicine/fullarticle/217514.

BACKES, Andrea C.; ABBASI, Fahim; LAMENDOLA, Cindy; MCLAUGHLIN, Tracery L.; REAVEN, Gerald; PALANIAPPAN, Latha P. Clinical experience with a relatively low-carbohydrate, calorie-restricted diet improves insulin sensitivity and associated metabolic abnormalities in overweight, insulin resistant South Asian Indian women. 2008. Disponível em: https://apjcn.nhri.org.tw/server/APJCN/17/4/669.pdf.

BARFORD, J. R.; OH J. K.; ALLISON, T. G., et al. Safety, acceptance, and physiologic effects of sauna bathing in people with chronic heart failure: a pilot report. *Archives of Physical Medicine and Rehabilitation*. 2009; 90(1):173–177. doi: 10.1016/j.apmr.2008.06.029.

BARFORD, J. R.; OH J. K.; ALLISON, T. G., et al. Safety, acceptance, and physiologic effects of sauna bathing in people with chronic heart failure: a pilot report. *Archives of Physical Medicine and Rehabilitation*. 2009; 90(1):173-177. doi: 10.1016/j.apmr.2008.06.029.

BAZZANO, Lydia A.; HU, Tian; REYNOLDS, Kristi; YAO, Lu; BUNOL, Calynn; LIU, Yanxi; CHEN, Chung-Shiuan; KLAG, Michael J.; WHELTON, Paul K.; HE, Jiang. Effects of Low-Carbohydrate and Low-Fat Diets. *Annals of Internal Medicine*. 2014. Disponível em: https://www.acpjournals.org/doi/10.7326/M14-0180?articleid=1900694.

BEEVER, R. Far-infrared saunas for treatment of cardiovascular risk factors: summary of published evidence. *Canadian Family Physician*. 2009; 55(7):691-696.

BENADE, L., HOWARD, T., BURK, D. Synergistic killing of Ehrlich ascites carcinoma cells by ascorbate and 3-amino-1,2,4,-triazole. Oncology. 1969; 23(1):33-43.

BODEN, Guenther; Sargrad, Karin; HOMKO, Carol; MOZZOLI, Maria; STEIN, T. Peter. Efeects of a low-carbohydrate diet on apetite, blood glucose levels, and insulin resistance in obese patients with type 2 diabetes. *Annals of Internal Medicine.* 2005. Disponível em: https://www.acpjournals.org/doi/10.7326/0003-4819-142-6-200503150-00006?articleid=718265.

BRINKWORTH, Grant D.; NOAKES, Manny; BUCKLEY, Jonathan D.; KEOGH, Jennifer B.; CLIFTON, Peter M. Long-term effects of a very-low-carbohydrate weight loss diet compared with an isocaloric low-fat diet after 12 mo. *The American Journal of Clinical Nutrition.* 2010. Disponível em: https://academic.oup.com/ajcn/article/90/1/23/4596906.

BROCKOW, T.; CONRADI E.; EBENBICHLER G.; MICHALSEN, A.; RESCH, K. L. The role of mild systemic heat and physical activity on endothelial function in patients with increased cardiovascular risk: results from a systematic review. *Research in Complementary Medicine.* 2011; 18(1):24–30. doi: 10.1159/000323632.

BROCKOW, T.; CONRADI E.; EBENBICHLER G.; MICHALSEN, A.; RESCH, K. L. The role of mild systemic heat and physical activity on endothelial function in patients with increased cardiovascular risk: results from a systematic review. *Research in Complementary Medicine.* 2011; 18(1):24-30. doi: 10.1159/000323632.

BROSSEAU. L; WELCH, V.; WELLS, G; DEBIE, R.; GAM. A; HARMAN, K; MORIN, M.; SHEA, B., TUGWELL, P. Low level laser therapy (Classes I, II and III) for treating osteoarthritis. Cochrane Database Syst Rev. 2003:CD002046.

BUDOFF, Matthew J.; ELLENBERG, Susan S.; LEWIS, Cora E.; et al. Testosterone treatment and coronary artery plaque volume in older men with low testosterone. *JAMA Network.* 2017. Disponível em: https://jamanetwork.com/journals/jama/fullarticle/2603929.

CAMERON, E. Vitamin C and cancer: an overview. Int J VitamNutr Res Suppl. 1982; 23:115-27.

CAMPBELL, E. J.; VISSERS, M. C.; BONOZET, S.; DYER, A.; ROBINSON, B. A.; CACHS, G. U. Restoring physiological levels of ascorbate slows tumor growth and moderates HIF-1 pathway activity in Gulo(-/-) mice. Cancer Med. 2015; 4(2):303-14.

CAMPBELL, Jay. Burn fat with the metabolic blowtorch diet: The ultimate guide for optimizing intermittent fasting: burn fat, preserve muscle, enhance focus and transform your health. Archangel Ink, 26 set. 2017.

CAMPBELL, Jay. The definitive testosterone replacement therapy manual: How to optimize your testosterone for lifelong health and happiness. Archangel Ink, 13 nov. 2015.

CAMPBELL, Jay. The testosterone optimization therapy bible: The ultimate guide to living a fully optimized life. Best Seller Publishing, LLC, 1º fev. 2018.

CAPPOLA, Anne R. Testosterone therapy and risk of cardiovascular disease in men. *JAMA Network*. 2013. Disponível em: https://jamanetwork.com/journals/jama/article-abstract/1764030.

CARPENTER, K.J. The discovery of vitamin C. Ann NutrMetab. 2012; 61(3):259-64.

CHEN Q.; ESPEY, M.G.; SUN, A.Y.; et al. Pharmacologic doses of ascorbate act as a prooxidant and decrease growth of aggressive tumor xenografts in mice. Proc Natl AcadSci USA. 2008; 105(32):11105-9.

CHEN, N.; YIN, S.; SONG, X.; FAN, L.; HU H. Vitamin B_2 sensitizes cancer cells to vitamin-c-induced cell death via modulation of akt and bad phosphorylation. J Agric Food Chem. 2015; 63(30):6739-48.

CHUANG, Linus T.; MOQATTASH, Satei T.; GRETZ, Herbert F.; NEZHAT, Farr; RAHAMAN, Jamal; CHIAO, Jen-Wei. Sulforaphane induces growth arrest and apoptosis in human ovarian cancer cells. *National Library of Medicine*. 2007. Disponível em: https://pubmed.ncbi.nlm.nih.gov/17851821.

CONAWAY, C. Clifford; WANG, Chung-Xiou; SCHWARTZ, Joel E.; TIAN, Defa; MCLNTEE, Edward J.; HECHT, Stephen S.; CHUNG, Fung-Lung. Phenethyl isothiocyanate and sulforaphane and their N-acetylcysteine conjugates inhibit malignant progression of lung adenomas induced by tobacco carcinogens in A/J mice. *National Library of Medicine*. 2005. Disponível em: https://pubmed.ncbi.nlm.nih.gov/16166336.

DALY, M. E.; PAISEY, R.; MILLWARD, B. A.; ECCLES, C.; WILLIAMS, K.; HAMMAERSLEY, S.; MACLEOD, K. M.; GALE, T. J. Short-term effects of severe dietary carbohydrate-restriction advice in Type 2 diabetes – a randomized controlled trial. *Wiley Online Library*. 2005. Disponível em: https://onlinelibrary.wiley.com/doi/abs/10.1111/j.1464-5491.2005.01760.x.

DYSON, P. A.; BEATTY, S.; MATTHEWS, D. R. A low-carbohydrate diet is more effective in reducing body weight than healthy eating in both diabetic and non-diabetic subjects. *Wiley Online Library*. 2007. Disponível em: https://onlinelibrary.wiley.com/doi/full/10.1111/j.1464-5491.2007.02290.x.

FAHEY, J. W.; TALALAY, P. Antioxidant functions of sulforaphane: a potent inducer of Phase II detoxication enzymes. *National Library of Medicine*. Disponível em: https://pubmed.ncbi.nlm.nih.gov/10541453.

FIELDMAN, Henry A.; GOLDSTEIN, Irwin; HATZICHRISTOU, Dimitrios G.; KRANE, Robert J.; MCKINLAY, John B. Impotence and its medical and psychosocial correlates: Results of the Massachusetts male aging study. *Science Direct*. 1994. Disponível em: https://www.sciencedirect.com/science/article/abs/pii/S0022534717348711.

FOSTER, Gary D.; WYATT, Holly R.; HILL, James O.; BRILL, Carrie; MOHAMMED, Selma; SZAPARY, Philippe; RADER, Daniel J.; EDMAN, Joel S.; KLEIN, Samuel. A Randomized Trial of a Low-Carbohydrate Diet for Obesity. *The American Journal of Clinical Nutrition*. 2007. Disponível em: https://www.nejm.org/doi/full/10.1056/NEJMoa022207.

Frequent sauna bathing has many health benefits. *Science Daily*. 2018. Disponível em: https://www.sciencedaily.com/releases/2018/08/180801131602.htm.

GARDNER, Christopher D.; KIAZAND, Alexandre; ALHASSAN, Sofiya; et al. Comparison of the Atkins, Zone, Ornish, and LEARN Diets for Change in Weight and Related Risk Factors Among Overweight Premenopausal Women. *JAMA Network*. 2013. Disponível em: https://jamanetwork.com/journals/jama/fullarticle/205916.

GAYDA, M.; BOSQUET, L.; PAILLARD, F., et al. Effects of sauna alone versus postexercise sauna baths on short-term heart rate variability in patients with untreated hypertension. *Journal of Cardiopulmonary Rehabilitation and Prevention*. 2012; 32(3):147-154. doi: 10.1097/HCR.0b013e318251ffeb.

GENUIS, S. J.; BEESOON, S.; BIRKHOLZ, D., LOBO, R. A. Human excretion of bisphenol A: blood, urine, and sweat (BUS) study. *Journal of Environmental and Public Health*. 2012; 2012:10. doi: 10.1155/2012/185731.185731.

GREWAL, Manjot K.; SIVAPATHASUNTHURAM, Chrishne; CHANDRA, Shruti; GURUDAS, Sarega; CHONG, Victor; BIRD, Alan; SIVAPRASAD, Sobha. A pilot study evaluating the effects of 670 nm photobiomodulation in healthy ageing and age-related macular degeneration. *National Library of Medicine*. 2020. Disponível em: https://pubmed.ncbi.nlm.nih.gov/32252424.

GUZMÁN, Mario Negrette; HUERTA-YEPEZ, Sara; TAPIA, Elidia; CHAVERRI, José Pedraza. Modulation of mitochondrial functions by the indirect antioxidant sulforaphane: A seemingly contradictory dual role and an integrative hypothesis. *National Library of Medicine*. 2013. Disponível em: https://pubmed.ncbi.nlm.nih.gov/23999506.

HADI, A.; PARVEEN, R. Arsenicosis in Bangladesh: Prevalence and socio-economic correlates. *National Library of Medicine*. 2004. Disponível em: https://pubmed.ncbi.nlm.nih.gov/15530935.

HALYBURTON, Angela K.; BRINKWORTH, Grant D.; WILSON, Carlene J.; NOAKES, Manny; BUCKLEY, Jonathan D.; KEOGH, Jennifer B.; CLIFTON, Peter M. Low- and high-carbohydrate weight-loss diets have similar effects on mood but not cognitive performance. *The American Journal of Clinical Nutrition*. 2007. Disponível em: https://academic.oup.com/ajcn/article/86/3/580/4649430.

HAMBLIN, Michael R. Photobiomodulation in the brain: Low-level laser (light) therapy in neurology and neuroscience capa comum. Academic Press; 1ª ed., 16 jul. 2019.

HAMBLIN, Michael R. Photobiomodulation or low-level laser therapy. *US National Library of Medicine National Institutes of Health*. 2017. Disponível em: https://www.ncbi.nlm.nih.gov/pmc/articles/PMC5215795.

HANNUKSELA, M. L.; ELLAHHAM, S. Benefits and risks of sauna bathing. *American Journal of Medicine*. 2001; 110(2):118-126. doi: 10.1016/S0002-9343(00)00671-9.

HANNUKSELA, M. L.; ELLAHHAM, S. Benefits and risks of sauna bathing. *American Journal of Medicine*. 2001; 110(2):118-126. doi: 10.1016/S0002-9343(00)00671-9.

HATAGIMA, Ana; KLAUTAU-GUIMARÃES, Maria Nazaré; DA SILVA, Felizardo Penalva; CABELLO, Pedro Hernan. Glutathione S-transferase M1 (GSTM1) polymorphism in two Brazilian populations. *Scielo Brasil*. 2000. Disponível em: https://www.scielo.br/j/gmb/a/Hgc3Bm5Hsm7xcWStP6fQXwb/?lang=en.

How to eat algae (The ultimate guide to fueling with spirulina and chlorella). *Bengreenfield Fitness*. Disponível em: https://bengreenfieldfitness.com/article/supplements-articles/how-to-eat-algae.

HUSSAIN, Joy; COHEN, Marc. Clinical effects of regular dry sauna bathing: A systematic review. *US National Library of Medicine National Institutes of Health*. 2018. Disponível em: https://www.ncbi.nlm.nih.gov/pmc/articles/PMC5941775.

IGUCHI, M.; LITTMAN, A. E.; CHANG S.-H.; WESTER, L. A.; KNIPPER, J. S.; SHIELDS, R. K. Heat stress and cardiovascular, hormonal, and heat shock proteins in humans. *Journal of Athletic Training*. 2012; 47(2):184-190. doi: 10.4085/1062-6050-47.2.184.

JR, William S. Yancy; OLSEN, Maren K.; GUYTON, John R.; BAKST, Ronna P.; WESTMAN, Eric C. A low-carbohydrate, ketogenic diet versus a low-fat diet to treat obesity and hyperlipidemia. *Annals of Internal Medicine*. 2004. Disponível em: https://www.acpjournals.org/doi/10.7326/0003-4819-140-10-200405180-00006?articleid=717451.

KARU, T.I. Mitochondrial signaling in mammalian cells activated by red and near-IR radiation. PhotochemPhotobiol. 2008; 84:1091-1099.

KEAST, M. L., ADAMO, K. B. The finnish sauna bath and its use in patients with cardiovascular disease. *Journal of Cardiopulmonary Rehabilitation and Prevention*. 2000; 20(4):225-230. doi: 10.1097/00008483-200007000-00002.

KONG, P.; CAI, Q.; GENG, Q., et al. Vitamin intake reduce the risk of gastric cancer: meta-analysis and systematic review of randomized and observational studies. PLoSONE. 2014; 9(12):e116060.

KREBS, Nancy F.; GAO, Dexiang; GRALLA, Jane; COLLINS, Juliet S.; JOHNSON, Susan L. Efficacy and safety of a high protein, low-carbohydrate diet for weight loss in severely obese adolescents. *US National Library of Medicine National Institutes of Health*. 2011. Disponível em: https://www.ncbi.nlm.nih.gov/pmc/articles/PMC2892194.

KUNUTSOR, S. K.; KHAN, H., LAUKKANEN, T.; LAUKKANEN, J. A. Joint associations of sauna bathing and cardiorespiratory fitness on cardiovascular and all-cause mortality risk: a long-term prospective cohort study. *Annals of Medicine*. 2017:1-8. doi: 10.1080/07853890.2017.1387927.

KUNUTSOR, S. K.; LAUKKANEN, T.; LAUKKANEN, J. A. Frequent sauna bathing may reduce the risk of pneumonia in middle-aged Caucasian men: the KIHD prospective cohort study. *Respiratory Medicine.* 2017; 132:161-163. doi: 10.1016/j.rmed.2017.10.018.

LAUKKANEN, J. A.; LAUKKANEN, T. Sauna bathing and systemic inflammation. *European Journal of Epidemiology.* 2017:1-3

LAUKKANEN, Jari A.; LAUKKANEN, Tanjaniina; KUNUTSOR, Setor K. Cardiovascular and other health benefits of sauna bathing: A review of the evidence. *Mayo Clinic Proceedings.* 2018. Disponível em: https://www.mayoclinicproceedings.org/article/S0025-6196(18)30275-1/fulltext.

LEE, Yoon-Jin; LEE, Sang-Han. Sulforaphane induces antioxidative and antiproliferative responses by generating reactive oxygen species in human bronchial epithelial BEAS-2B cells. *US National Library of Medicine National Institutes of Health.* 2011. Disponível em: https://www.ncbi.nlm.nih.gov/pmc/articles/PMC3207051/.

LEPPÄLOUTO, J. Human thermoregulation in sauna. *National Library of Medicine.* 1988. Disponível em: https://pubmed.ncbi.nlm.nih.gov/3218894.

LEVINE, Hagai; JORGENSEN, Niels; MARTINO-ANDRADE, Anderson; MENDIOLA, Jaime; WEKSLER-DERRI, Dan; MINDLIS, Irina; PINOTTI, Rachel; SWAN, Shanna H. Temporal trends in sperm count: a systematic review and meta-regression analysis. Oxford Academic. 2017. Disponível em: https://academic.oup.com/humupd/article/23/6/646/4035689.

MALAVOLTI, M.; MALAGOLI, C.; FIORENTINI, C., et al. Association between dietary vitamin C and risk of cutaneous melanoma in a population of Northern Italy. Int J VitamNutr Res. 2013;83(5):291-8.

MARTIMBIANCO, Ana Luiza Cabrera; FERREIRA, Raphael Einsfeld Simões; LATORRACA, Carolina de Oliveira Cruz; BUSSADORI, Sandra Kalil; PACHECO, Rafael Leite; RIERA, Rachel. Photobiomodulation with low-level laser therapy for treating Achilles tendinopathy: A systematic review and meta-analysis. *National Library of Medicine.* 2020. Disponível em: https://pubmed.ncbi.nlm.nih.gov/32204620.

MASTRANGELO, D.; MASSAI, L.; LO COCO, F., et al. Cytotoxic effects of high concentrations of sodium ascorbate on human myeloid cell lines. Ann Hematol. 2015; 94(11):1807-16.

MATSU, Taka-Aki; MURATA, Hiroaki; SAKABE, Tomoya; SOWA, Yoshihiro; HORIE, Naoyuki; NAKANISHI, Ryoko; SAKAI, Toshiyuki; KUBO, Toshikazu. Sulforaphane induces cell cycle arrest and apoptosis in murine osteosarcoma cells in vitro and inhibits tumor growth in vivo. *National Library of Medicine.* 2007. Disponível em: https://pubmed.ncbi.nlm.nih.gov/17914583.

McCAIN, Stephanie; RAMSAY, Ed; KIRK, Claudia. The effects of hibernation and captivity on glucose metabolism and thyroid hormones in American black bear (Ursus americanus). *National Library of Medicine.* 2013. Disponível em: https://pubmed.ncbi.nlm.nih.gov/23805551.

MCCLERNON, F. Joseph; JR, William S. Yancy; EBERSTEIN, Jacqueline A.; ATKINS, Robert C.; WESTMAN, Eric C. The effects of a low-carbohydrate ketogenic diet and a low-fat diet on mood, hunger, and other self-reported symptoms. *Wiley Online Library*. 2012. Disponível em: https://onlinelibrary.wiley.com/doi/full/10.1038/oby.2007.516.

MCGUFF, P. E.; DETERLING, R. A.; JR. GOTTLIEB, L. S. Tumoricidal effect of laser energy on experimental and human malignant tumors. The New Englandjournalof medicine. 1965; 273:490-492.

MERZ, Beverly. Sauna use linked to longer life, fewer fatal heart problems. *Harvar Health Publishing*. 2015. Disponível em: https://www.health.harvard.edu/blog/sauna-use-linked-longer-life-fewer-fatal-heart-problems-201502257755.

MESTER, E.; LUDANY, G.; SELYEI, M.; SZENDE, B.; TOTAL, G. J. The stimulating effect of low power laser rays on biological systems. Laser Rev. 1968; 1:3.

MESTER, E.; SZENDE, B.; GARTNER, P. The effect of laser beams on the growth of hair in mice. RadiobiolRadiother (Berl) 1968; 9:621-626.

Metaanalysis of clinical efficacy and tolerability of at-home low-level blue and red light therapy technology in the treatment of mild to moderate acne. *Journal of the American Academy of Dermatology*. 2019. Disponível em: https://www.jaad.org/article/S0190-9622(19)31360-X/fulltext.

MORGENTALER, Abraham. Testosterone and prostate cancer: An historical perspective on a modern myth. *Science Direct*. 2006. Disponível em: https://www.sciencedirect.com/science/article/abs/pii/S0302283806007871.

MORGENTALER, Abraham. Why men fake it: The totally unexpected truth about men and sex. Henry Holt and Co., 16 abr. 2013.

MORGENTALER, Abraham; TRAISH, Abdulmaged. Shifting the paradigm of testosterone and prostate cancer: The saturation model and the limits of androgen-dependent growth. *Science Direct*. 2009. Disponível em: https://www.sciencedirect.com/science/article/abs/pii/S030228380801124X.

MORIARTY, Susanne. Red light therapy: Learn step-by-step how to use red light therapy for fat loss, anti-aging, muscle gain, fatigue, and pain. 9 dez. 2019.

MOSTAFAVINIA, Atarodsadat; BIDRAM, Mohammad; AVILI, Amirhossein Gomi; MAHMANZAR, Mohammadamin; KARIMIFARD, Seyed; SAJADI, Ensieh; AMINI, Abdollah; JAHROMY, Mahsa Hadipour; GHOREISHI, Seyed Kamran; CHIEN, Sufan; BAYAT, Mohammad. An improvement in acute wound healing in rats by the synergistic effect of photobiomodulation and arginine. *National Library of Medicine*. 2019. Disponível em: https://pubmed.ncbi.nlm.nih.gov/32257915.

MOTA, Lidiane Rocha; MOTTA, Lara Jansiski; DUARTE, Ivone da Silva; HORLIANA, Anna Carolina Ratto Tempestini; DA SILVA, Daniela de Fátima Teixeira; PAVANI, Christiane. Efficacy of phototherapy to treat facial ageing when using a red versus an amber LED: a protocol for a randomised controlled trial. *BMJ Journals*. Disponível em: https://bmjopen.bmj.com/content/8/5/e021419.

NICKOLS-RICHARDSON, Sharon M.; COLEMAN, Mary Dean; VOLPE, Joanne J.; HOSIG, Kathy W. Perceived hunger is lower and weight loss is greater in overweight premenopausal women consuming a low-carbohydrate/high-protein vs high-carbohydrate/low-fat diet. *Science Direct*. 2008. Disponível em: https://www.sciencedirect.com/science/article/abs/pii/S000282230501151X.

Nutrition. Science Direct. Disponível em: https://www.sciencedirect.com/journal/nutrition.

PADAYATTY, S.J.; LEVINE, M. Vitamin C: The known, the unknown, and Goldilocks. Oral Dis. 2016;

Perheentupa et al. A cohort effect on serum testosterone levels in finnish men. Clinical & translational endocrinology. 2013. Disponível em: https://eje.bioscientifica.com/view/journals/eje/168/2/227.xml?legid=eje%3B168%2F2%2F227&related-urls=yes.

PFALLER, M. A.; DIEKEMA, D. J. Epidemiology of invasive candidiasis: A persistent public health problem. *US National Library of Medicine National Institutes of Health*. 2007. Disponível em: https://www.ncbi.nlm.nih.gov/pmc/articles/PMC1797637.

IRES, A.S.; MARQUES, C.R. Encarnação JC, et al. Ascorbic acid and colon cancer: An oxidative stimulus to cell death depending on cell profile. Eur J Cell Biol. 2016;

RATTERERR, M. S.; BLANCHARD, J. L.; CLARKE, M. R.; SCHAEFFER, D. Vitamin C deficiency in captive nonhuman primates fed commercial primate diet. *National Library of Medicine*. 1990. Disponível em: https://pubmed.ncbi.nlm.nih.gov/2157096.

ROSS G. H.; STERNQUIST, M. C. Methamphetamine exposure and chronic illness in police officers: Significant improvement with sauna-based detoxification therapy. *Toxicology & Industrial Health*. 2012; 28(8):758–768. doi: 10.1177/074823371142507.

SAMAHA, Frederick F.; IQBAL, Nayyar; SESHADRI, Prakash; CHICANO, Kathryn; SAILY, Denise; MCGRORY, Joyce; WILLIAMNS, Terrence; WILLIAMNS, Monica; GRACELY, Edward; STERN, and Linda. A low-carbohydrate as compared with a low-fat diet in severe obesity. *The new England Journal of Medicine*. 2003. Disponível em: https://www.nejm.org/doi/full/10.1056/NEJMoa022637.

SARDI, J. C. O.; SCORZONI, L.; BERNARDI, T.; FISCO-ALMEIDA, A. M.; GIANNINI, M. J. S. Mendes. *Candida* **species: current epidemiology, pathogenicity, biofilm formation, natural antifungal products and new therapeutic options.** *Microbiology Society*. 2013. Disponível em: https://www.microbiologyresearch.org/content/journal/jmm/10.1099/jmm.0.045054-0;jsessionid=kOeuLYqsdbAbDLpuGXFciipD.mbslive-10-240-10-14#ref-143.

SEARS, M. E.; KERR, K. J.; BRAY, R. I. Arsenic, cadmium, lead, and mercury in sweat: a systematic review. *Journal of Environmental and Public Health*. 2012; 2012:10. doi: 10.1155/2012/184745.184745.

SERRANO, O. K.; PARROUW, N. L.; VIOLET, P. C., et al. Antitumor effect of pharmacologic ascorbate in the B16 murine melanoma model. Free RadicBiol Med. 2015; 87:193-203.

SERTKAYA A.; WONG, H. H.; JESSUP, A.; BELECHE, T. Key cost drivers of pharmaceutical clinical trials in the United SHAI, Iris; SCHWARFUCHS, Dan; HENKIN, Yaakov; SHAHAR, Danit; WITKOW, Shula; GREENBERG, Ilana; GOLAN, Rachel; FRASER, Drora; BOLOTIN, Arkady; VARDI, Hilel; TANGI-ROZENTAL, Osnat; ZUK-RAMOT, Rachel. Weight loss with a low-carbohydrate, Mediterranean, or low-fat diet. *The New England Journal of Medicine.* 2008. Disponível em: https://www.nejm.org/doi/full/10.1056/NEJMoa0708681.

SHAW, J. H.; PHILLIPS, P. H.; ELVEHJEM, C.A. Acute and chronic ascorbic acid deficiencies in the rhesus monkey. J. Nutr. 1945; v. 29. N. 6:365-372.

SLOAN, Mark. Red light therapy: Miracle medicine for pain, fatigue, fat loss, anti-aging, muscle growth and brain enhancement (The future of medicine: The 3 greatest ... mitochondrial dysfunction) (english edition). 8 maio 2018.

TAKEMURA, Y.; SATOH, M.; SATOH, K.; HAMADA, H.; SEKIDO, Y.; KUBOTA, S. High dose of ascorbic acid induces cell death in mesothelioma cells. BiochemBiophys Res Commun. 2010; 394(2):249-53.

TAY, Jeannie; BRINKWORTH, Grant D.; NOAKES, Manny; KEOGH, Jennifer; CLIFTON, Peter M. Metabolic effects of weight loss on a very-low-carbohydrate diet compared with an isocaloric high-carbohydrate diet in abdominally obese subjects. Science Direct. 2008. Disponível em: https://www.sciencedirect.com/science/article/pii/S0735109707032597.

TOMIYAMA, C., WATANABE, M.; HONMA, T., et al. The effect of repetitive mild hyperthermia on body temperature, the autonomic nervous system, and innate and adaptive immunity. *Biomedical Research (Japan)* 2015; 36(2):135-142. doi: 10.2220/biomedres.36.135.

UETAKI, M.; TABATA, S.; NAKASUKA, F.; SOGA T.; TOMITA, M. Metabolomic alterations in human cancer cells by vitamin C-induced oxidative stress. Sci Rep. 2015; 5:13896.

VANCE, T. M.; WANG, Y.; SU L. J.; et al. Dietary total antioxidant capacity is inversely associated with prostate cancer aggressiveness in a population-based study. Nutr Cancer. 2016; 68(2):214-24.

VENTURELLI, S.; SINNBERG, T. W.; NIESSNER, H.; BUSCH, C. Molecular mechanisms of pharmacological doses of ascorbate on cancer cells. Wien Med Wochenschr. 2015; 165(11-12):251-7.

VITAMIN C history – timeline. *Science Learning Hub.* Disponível em: https://www.sciencelearn.org.nz/resources/1690-vitamin-c-history-timeline.

VOLEK, J. S.; SHARMAN, M. J.; GOMEZ, A. L.; JUDELSON, D. A.; RUBIN, M. R.; WATSON, G; SOKMEN, B; SILVESTRE, D. N.; KRAEMER, W. J. Comparison of energy-restricted very low-carbohydrate and low-fat diets on weight loss and body composition in overweight men and women. *US National Library of Medicine National Institutes of Health*. 2004. Disponível em: <https://www.ncbi.nlm.nih.gov/pmc/articles/PMC538279.

VOLEY, Jeff S.; PHINNEY, Stephen D.; FORSYTHE, Cassandra E.; QUANN, Erin E.; WOOD, Richard J.; PUGLISI, Michael J.; KRAEMER, William J.; BIBUS, Doug M.; FERNANDES, Maria Luz; FERNMAN, Richard D. Carbohydrate restriction has a more favorable impact on the metabolic syndrome than a low fat diet. Springer Link. 2008. Disponível em: https://link.springer.com/article/10.1007/s11745-008-3274-2.

WESTMAN, Eric C.; YANCY, William S. Jr.; MAVROPOULOS, John, C.; MARQUART, Megan; McDUFFIE, Jennifer R. The effect of a low-carbohydrate, ketogenic diet versus a low-glycemic index diet on glycemic control in type 2 diabetes mellitus. *US National Library of Medicine National Institutes of Health*. 2008. Disponível em: https://www.ncbi.nlm.nih.gov/pmc/articles/PMC2633336.

WESTMAN, Eric; FRENMAN, Richard; MAVROPOULOS, John; VERNON, Mary; VOLEK, Jeff; WORTMAN, James; YANCY, William; PHINNEY, Stephen. Low-carbohydrate nutrition and metabolism. *The American Journal of Clinical Nutrition*. 2007. Disponível em: https://academic.oup.com/ajcn/article/86/2/276/4633078.

WHITTEN, Hari. The ultimate guide to red light therapy: How to use red and near-infrared light therapy for anti-aging, fat loss, muscle gain, performance enhancement, and brain. *Createspace Independent Publishing Platform*, 12 jul. 2018.

WUNSCH, Alexander; MATUSCHKA, Karsten. A controlled trial to determine the efficacy of red and near-infrared light treatment in patient satisfaction, reduction of fine lines, wrinkles, skin roughness, and intradermal collagen density increase. *US National Library of Medicine National Institutes of Health*. 2014. Disponível em: https://www.ncbi.nlm.nih.gov/pmc/articles/PMC3926176.

YEOM, C. H.; LEE, G.; PARK, J. H.; et al. High dose concentration administration of ascorbic acid inhibits tumor growth in BALB/C mice implanted with sarcoma 180 cancer cells via the restriction of angiogenesis. *J Transl Med*. 2009; 7:70.

YUN, J.; MULLARKY, E.; LU, C.; et al. Vitamin C selectively kills KRAS and BRAF mutant colorectal cancer cells by targeting GAPDH. *Science*. 2015; 350(6266):1391-6.

ZACCARDI, F.; LAUKKANEN, T.; WILLEIT, P.; KUNUTSOR, S. K.; KAUHANEN, J., LAUKKANEN, J. A. Sauna bathing and incident hypertension: a prospective cohort study. *American Journal of Hypertension*. 2017

Livros consultados em português:

Doenças autoimunes: Amy Myers
Por que engordamos: Gary Taubes
O método Wim Hof: Wim Hof
Dieta sem glúten: Dr. Alessio Fasano
Cura sem esforço: Dr. Joseph Mercola
O mito do colesterol: Dr. Sinatra
O perigo do glúten: Dr. James Braly
Barriga de trigo: Dr. William Davis
Dieta da mente: Dr. David Perlmutter

Livros consultados em inglês:

Red light therapy: Ari Whitten
Head strong: Dave Asprey
Game changers: Dave Asprey
Super human: Daves Asprey
Ketofast: Dr. Joseph Mercola
Glow 15: Naomi Whittel
Earthing: Clinton Ober
The metabolic approach to cancer: Dr. Nasha Winters
Dirty genes: Dr. Ben Lynch
The Kaufmann protocol: Sandra Kaufmann, MD
The keto reset diet: Mark Sisson
Primal blueprint: Mark Sisson
Tripping over the truth: Christofferson
The jungle effect: Daphne Miller, MD
Lifespan: David Sinclair
The doctor who cures cancer: William Kelley
The longevity paradox: Steven Gundry, MD
The paleo diet for athletes: Dr. Loren Cordain
The paleo diet: Dr. Loren Cordain
The testosterone optimization therapy bible: Jay Campbell
Burn fat with the metabolic blowtorch diet: Jay Campbell
Boundless: Ben Greenfield

MATRIX

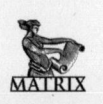